Joachim Kristahn

Was Kinder mit ADS vor allem brauchen

IGNIS-Edition

Der Autor

Joachim Kristahn, geb. 1958, ist verheiratet und Vater von vier Kindern. Das Studium der Psychologie absolvierte er in Hamburg und Kiel und anschließend berufsbegleitend eine Therapieausbildung bei IGNIS, der Deutschen Gesellschaft für Christliche Psychologie. Acht Jahre lang entwickelte und leitete er eine soziale Stadtteilarbeit in Bremen, das Kinder-, Jugend- und Beratungszentrum ARCHE. Seit 1994 ist er an der IGNIS-Akademie in Kitzingen im pädagogisch-psychologischen Bereich tätig und dort vor allem für regionale Ehe- und Familienschulungen sowie Beratung von Eltern und Kindern zuständig.

Mit diesem Buch möchte ich ...

... verdeutlichen, was Kinder mit ADS außer Medikamenten vor allem brauchen.
... Verständnis wecken und zu den Herzen der Kinder hinführen.
... fachlich fundiert und verständlich Aufmerksamkeitsdefizite und Hyperaktivität erläutern.
... die Sicht der Christlichen Psychologie ins Thema einbringen.
... zu praktischen Aufgaben ermutigen – Tipps geben.
... den Umgang mit innerem Schmerz thematisieren.
... auch über ADS bei Erwachsenen sprechen.

Zu diesem Buch:

Das Buch ist „aus einem Guss". Mir hat das Lesen Spaß gemacht. Dabei habe ich erkannt, wie wertvoll es ist, immer wieder auf die Kinder zuzugehen und darin die Chance zu sehen, ihre innere Wachheit anzuregen. Besonders hat mich das Buch dazu inspiriert, nicht in den täglichen Krisen und Auseinandersetzungen stecken zu bleiben, sondern die beschriebene neue Sicht des Kindes immer wieder zu suchen und dann auch zu entdecken.

Angelika Mundt, Mutter von drei Kindern, davon zwei betroffene

Da wir ein Kind haben, das sehr lebendig und impulsiv ist, drängte sich die Frage auf: Ist unser Kind möglicherweise betroffen? Nach der Lektüre stand für mich fest: Nein, unser Kind hat kein ADS. Das Buch kann Klarheit für verunsicherte Eltern schaffen. Aber es gibt auch über das Thema ADS hinaus viele wertvolle Impulse für die Erziehung überhaupt. Mir persönlich waren besonders die Anregungen in den Abschnitten über Kommunikation sehr wichtig, und das Wichtigste an ihnen ist: sie funktionieren!

Ralf Martens, Vater von zwei Kindern

Fachbücher zum Thema ADS gibt es inzwischen viele. Da muss ein weiteres Buch schon neue Aspekte aufweisen. Und die finden Sie in Joachim Kristahns Buch: Als Christ und Psychologe bringt er neben Fakten und verhaltenstherapeutischen Ratschlägen auch geistliche Grundlagen zum Umgang mit ADS-Kindern.

Claudia und Eberhard Mühlan, Team F

Joachim Kristahn

Was Kinder mit ADS vor allem brauchen

Das Aufmerksamkeits- und Hyperaktivitäts-Syndrom (ADS/ADHS)
Ein Leitfaden für alle, die mit unkonzentrierten, hyperaktiven und impulsiven Kindern zu tun haben

IGNIS-Edition, Kitzingen

1. Auflage

IGNIS – Akademie für Christliche Psychologie
Kanzler-Stürtzel-Straße 2, D-97318 Kitzingen, 2002

Umschlaggestaltung, Grafik und Illustration: Ralf Martens, D-25451 Quickborn
Satz, Layout und Druck: Schönbach Druck, D-64390 Erzhausen

ISBN: 3-933685-06-0

GEBRAUCHSANWEISUNG …

… für dieses Buch

Damit Sie sich rasch orientieren können:

Kapitel 1 stellt das Bild eines Aufmerksamkeitsdefizit-Syndroms dar. Dabei werden beide ADS-Typen, der Zappelphilipp mit Hyperaktivität und der Träumer ohne Hyperaktivität, behandelt. Hier begegnen Sie einer fachlichen und christlich-psychologischen Sichtweise.

Kapitel 2–4 zeigen den eigentlichen pädagogischen und seelsorgerlichen Auftrag auf, den wir als Eltern, Erzieher, Lehrer, Seelsorger und Gemeindemitarbeiter an diesen Kindern haben:

> **In Kapitel 2** geht es darum, die Stärken dieser Kinder zu erkennen und eine neue Sicht von ihnen zu entwickeln.
>
> **Kapitel 3** zeigt auf, wie wichtig der biblische Auftrag der Herzensbegegnung für diese Kinder ist und zu welchen Veränderungen dies führen kann.
>
> **Kapitel 4** geht auf die Machtkämpfe mit diesen Kindern und Jugendlichen ein. Das christlich-psychologische Konzept des Dialogisch-Grenzen-Setzens wird beleuchtet. Ebenfalls werden Möglichkeiten aufgezeigt, klare Strukturen in das Leben von betroffenen (und nicht betroffenen) Kindern zu bringen.

Kapitel 5 widmet sich dem Phänomen ADS bei Erwachsenen.

Im **Anhang** finden Sie Untersuchungsergebnisse und Hypothesen aus der Forschung, die zu klären versuchen, was ADS im Kern eigentlich ist und welche Ursachen infrage kommen.

Auf den **letzten Seiten** befinden sich Adressen und weiterführende Literatur von IGNIS.

Die im Text angeführte Literatur finden Sie, indem Sie hinten im Literaturverzeichnis unter dem Namen des Autors und dem Erscheinungsjahr nachschauen.

Weiter sind im Text Vertiefungsfragen und praktische Übungen angegeben. Sie stehen zumeist in Kästen und sind in der Regel mit **?** oder **!** gekennzeichnet.

INHALTSVERZEICHNIS

KAPITEL V

ANHANG

Unkonzentrierte und hyperaktive Kinder (ADS): Was mir zum Einstieg wichtig ist

In den letzten Jahren habe ich viele Menschen auf Seminaren, in der Beratungspraxis und im Elterntraining getroffen, denen unkonzentrierte und hyperaktive Kinder wichtig waren. Meistens waren es ihre eigenen Kinder, oft aber auch Kinder ihrer Schulklasse, ihres Kindergartens, ihrer Praxis oder ihrer Gemeinde. Diese Menschen hatten etwas gemeinsam. Sie haben sich auf die Suche gemacht, unkonzentrierten und hyperaktiven Kindern besser helfen zu können. Genau das tun Sie, lieber Leser, vermutlich auch gerade, und genau das brauchen Kinder mit ADS auch. Sie benötigen zuallererst eine Umgebung, die sich über die Aufmerksamkeits- und Hyperaktivitäts-Störung informiert! In diesem Sinne möchte ich Sie an dieser Stelle ganz herzlich willkommen heißen.

Es gab noch etwas, das die Menschen, denen ich begegnet bin, gemeinsam hatten: Sie wollten den Kindern mit ADS nicht nur besser helfen können, sondern sie wollten dies außerdem aus einer christlichen Perspektive heraus tun. Ja, aber gibt es denn überhaupt etwas, das aus einer christlichen Sicht anders wäre als aus rein fachlicher? O ja, ich glaube schon!

Im Laufe der Zeit (oder sollte ich lieber sagen „der Seiten“) stoßen wir auf solche Impulse. Es sind Impulse aus einer Christlichen Psychologie, wie sie hier an der IGNIS-Akademie seit über 16 Jahren erarbeitet wird. Dazu gehören auch Impulse aus dem „Buch mit den schwarzen Deckeln“, die sehr wohl geeignet sind, uns wichtige neue Wege im Umgang mit diesen Kindern zu zeigen. Und noch etwas ist anders. Es ist der Zugang zu einer Kraftquelle, die nicht aus uns selber kommt.

Was Kinder mit Aufmerksamkeitsdefiziten und Hyperaktivität wirklich brauchen

Kinder mit einem Aufmerksamkeitsdefizit-Syndrom (ADS) brauchen vor allem Menschen. Diese Menschen kennzeichnen sich durch vier herausragende Qualitäten.

1. Sie sind gut über ADS informiert.
2. Sie kennen nicht nur die Schwächen dieser Kinder, sondern sehen auch ihre Stärken. So können sie eine andere Sicht von ihnen entwickeln und anders mit ihnen umgehen.
3. Sie sind bereit, dem Herzen der Kinder zu begegnen und sie dadurch in ihrem Selbstwertgefühl, ihrem Urvertrauen und ihrer Wachheit zu fördern.
4. Sie weichen Machtkämpfen nicht aus, sondern vermitteln klare Strukturen und geben Orientierung durch Dialogisch-Grenzen-Setzen.

Neben der Information über aufmerksamkeitsgestörte und hyperaktive Kinder ist also das eigentliche Anliegen dieses Buches,

- eine neue Sicht vom Kind zu entwerfen,
- Wege aufzuzeigen, die zu seinem Herzen führen,
- hilfreiche Strukturen vorzuschlagen und Wege zum Setzen heilsamer Grenzen.

Zu diesen drei Bereichen gibt es christlich-psychologische Konzepte, die hier an der IGNIS-Akademie von uns entwickelt worden sind und die ich Ihnen nach und nach vorstellen möchte. Das unterscheidet dieses ADS-Buch sicherlich von anderen.

Manche Zuhörer in den Seminaren erkannten auch ihre eigenen oder die Probleme ihres Ehepartners in den Schilderungen. Deshalb wollen wir uns später auch dem Thema ADS bei Erwachsenen zuwenden. Damit ergeben sich dann insgesamt fünf Hauptteile in diesem Buch plus Anhang.

Das Erste, was diese Kinder brauchen, ist eine Umgebung, die auch fachlich gut informiert ist. Zentrale Inhalte über das Aufmerksamkeitsdefizit-Syndrom mit und ohne Hyperaktivität sollen deshalb im folgenden ersten Kapitel weitergegeben werden, Wissenschaftliches und Kompliziertes eher im Anhang. Wenn Sie das eine oder andere bereits wissen, dann überschlagen Sie diese Seiten einfach. Auf keinen Fall aber sollten Sie Kapitel 2, 3 und 4 verpassen. Hier geht es vor allem um unseren Auftrag als Eltern, aber auch als Erzieher und als Seelsorger.

Das Aufmerksamkeitsdefizit-Syndrom mit und ohne Hyperaktivität

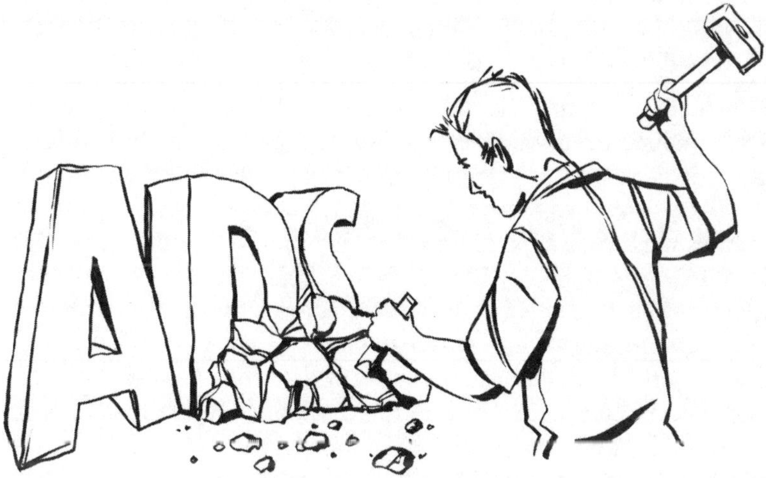

In diesem Kapitel erfahren Sie:

- Was ADS überhaupt ist
- Die offiziellen, international anerkannten Symptome
- Worauf Sie bei einer Diagnosestellung durch einen Fachmann achten sollten
- Welche anderen Krankheiten oder Ereignisse die Symptome noch erklären können
- Welche Behandlungswege in Betracht kommen
- Welche Fragen zur Behandlung mit Medikamenten immer wieder gestellt werden
- Typische Entwicklungsverläufe
- Fallbeispiele

Kein neues Phänomen

Als ich 1986 in Kiel mein Psychologiestudium abschloss, haben wir in der diagnostischen Klausur – das ist die Abschlussprüfung im Fach Gutachtentechnik – noch eine sogenannte HO-Diskussion geführt. HO war die Abkürzung für eine leichte hirnorganische Schädigung. Man ging davon aus, dass Komplikationen während der Schwangerschaft, der Geburt oder in der Zeit nach der Geburt zu leichten hirnorganischen Veränderungen geführt haben, die dann zu solchen Verhaltensauffälligkeiten führten, wie wir sie hier behandeln wollen.

Ein anderer Begriff für HO war MCD, d.h. minimale cerebrale Dysfunktion. Er bezeichnet ebenso leichte Hirnfunktions-Störungen. In der Schweiz verbreitete sich vor allem der Begriff POS (Psychoorganisches Syndrom, z.B. Ruf-Bächtiger, 1987). Dann war immer mehr vom hyperkinetischen Syndrom (HKS) die Rede. Dies ist auch heute noch der Fall, allerdings unterscheidet dieser Begriff nicht zwischen der reinen Aufmerksamkeits-Störung und der Hyperaktivitäts-Störung – ein entscheidender Nachteil, wie wir noch sehen werden. In den letzten Jahren spricht man vermehrt von der Aufmerksamkeitsdefizit-Störung mit und ohne Hyperaktivität, abgekürzt ADS (Aufmerksamkeitsdefizit-Störung) und ADHS (Aufmerksamkeitsdefizit- und Hyperaktivitäts-Störung), auch manchmal kurz als ADS + und ADS – bezeichnet (vgl. z.B. Aust-Claus & Hammer 1999, Neuhaus 1996 oder Hallowell & Ratey 1998). In Englisch heißt ADS übrigens ADD (Attention Deficit Disorder). Auch diese Bezeichnung begegnet uns häufiger.

Dieser kleine Streifzug durch die Begrifflichkeiten soll uns zeigen, wie sehr sich die Forschung auf diesem Gebiet in den letzten Jahren weiterentwickelt hat. Allein in den USA gibt es inzwischen mehr als 8000 Untersuchungen zu diesem Thema. Übrigens: Ich konnte die HO-Diskussionen damals in der Universität nicht gut leiden. Sie war mir viel zu „schwammig“. Selbst heute, nach so vielen Jahren mit so erheblichem Wissensfortschritt, ist vieles trotzdem „schwammig“ geblieben und liegt weiter im Dunkeln. Leichtfertige Parolen, die uns auf Faltblättern, in Zeitungsartikeln oder Fernsehmagazinen begegnen, seien sie nun pro oder contra, spiegeln leider zu selten die Komplexität dieses Themas wider. Wir dürfen aber dennoch gespannt sein, wie die Entwicklung der Forschung in den nächsten Jahren weitergeht.

Ebenso ist deutlich geworden, dass ADS kein neues Phänomen ist. Man hat sich sogar schon in den 30er und 40er Jahren intensiver damit auseinander gesetzt, nur unter anderen Namen. Bereits seit 1937 existiert die medikamentöse Therapie mit Stimulanzien. „Ritalin", so der Handelsname, ist gar kein so neues und unbekanntes Medikament, wie manche vermuten. Eigentlich hat es solche zappeligen, leicht aufbrausenden, oft unaufmerksamen Kinder, die zuweilen auch ihre körperlichen Kräfte schlecht steuern können, schon immer gegeben.

Der Frankfurter Arzt Dr. Heinrich Hoffmann war wohl der erste, der ADS + und ADS – beschrieben hat, als er 1845 sein Buch „Der Struwwelpeter" herausgab. In diesem bekannten Kinderbuch zeichnet er bestechend und variantenreich die beiden Grundstrukturen, den Träumer und den Zappelphilipp nach, einschließlich des oft zusätzlich vorhandenen oppositionellen Trotzverhaltens. Später hat der Londoner Kinderarzt Dr. Georg Still dieses Thema von Hoffmann aufgegriffen und es 1902 als Störungsbild zusammengefasst.

Wenn es diese Kinder schon immer gab, so scheint es doch ein Phänomen unserer Zeit zu sein, dass sie vermehrt auffallen und häufig ohne therapeutische Maßnahmen in unserer Gesellschaft nicht optimal leben können. Also hat auch unsere westliche Lebenskultur einen Einfluss auf dieses Phänomen. Mit dieser Frage wollen wir uns bei der Betrachtung der Ursachen weiter beschäftigen.

ADS ist aber kein alleiniges Problem der westlichen Industriestaaten, wie manche glauben. Studien zufolge kommt es in allen Kulturen dieser Erde vor. Nur die Schätzungen über die Häufigkeit des Auftretens sind unterschiedlich. Für die westliche Welt befinden sich die Schätzungen in einer Bandbreite zwischen 3 bis 10 %. Dabei sind achtmal so viele Jungen wie Mädchen betroffen. Es könnte jedoch gut sein, dass die Zahl der betroffenen Mädchen tatsächlich wesentlich höher liegt, weil sie eher zum verträumten Aufmerksamkeitsdefizit neigen und deswegen bisher weniger aufgefallen sind.

Wir müssen also davon ausgehen, dass im Durchschnitt in jeder Kindergartengruppe, in jeder Schulklasse und in jedem vergleichbar großen Kindergottesdienst sich mindestens ein bis zwei betroffene Kinder befinden. Wie Sie vielleicht schon erlebt haben, sind manche von ihnen ganz allein imstande, so eine Gruppe aus den Angeln zu heben.

Die „offiziellen" Symptome

Es gibt sehr viele Symptomlisten, die man in Fachbüchern, Elternratgebern oder im Internet findet. Deshalb möchte ich Ihnen hier zunächst die international anerkannten Symptome vorstellen. Dabei gibt es zwei international verbreitete und anerkannte Klassifikationssysteme für psychische Störungen. Zum einen handelt es sich um den ICD-Schlüssel der Weltgesundheitsorganisation (WHO) – ICD 10 von 1991 – und zum anderen um das aus Nordamerika stammende diagnostische und statistische Manual DSM in seiner vierten Fassung im Original von 1994 (DSM IV). Sie liegen inhaltlich allerdings dicht beieinander. Beide sind im Vergleich zur voranschreitenden Entwicklung in diesem Bereich jedoch schon recht alt. Man darf auf die nächsten Revisionen gespannt sein. Ich persönlich könnte mir gut vorstellen, dass es zu diesem Themenbereich einige Neuerungen geben wird.

Im Folgenden beziehen wir uns auf die neuere Variante, das DSM IV, hier in Form einer Fragenliste. Wie wäre es? Darf ich Sie gleich zu einem kleinen ersten praktischen Teil einladen? Nehmen Sie doch einfach einen Bleistift zur Hand und kreuzen Sie für ein bestimmtes Kind, an das Sie denken, beim Lesen gleich an, ob die Aussage zutrifft oder nicht. Dafür brauchen Sie jetzt nur eine kurze Pause zu machen, um den Bleistift zu holen.

PAUSE

	Trifft zu	Trifft nicht zu
Beachtet das Kind häufig Einzelheiten nicht oder macht Flüchtigkeitsfehler bei den Schularbeiten, bei der Arbeit oder bei anderen Tätigkeiten?	☒	☐
Hat das Kind oft Schwierigkeiten, längere Zeit die Aufmerksamkeit bei Aufgaben oder beim Spielen aufrechtzuerhalten?	☐	☒
Scheint es oft nicht zuzuhören, wenn andere es ansprechen?	☒	☐
Führt das Kind häufig Anweisungen anderer nicht vollständig durch und kann Schularbeiten, andere Arbeiten oder Pflichten am Arbeitsplatz nicht zu Ende bringen?	☐	☒
Hat es häufig Schwierigkeiten, Aufgaben und Aktivitäten zu organisieren bzw. zu strukturieren?	☐	☒
Vermeidet es häufig, hat eine Abneigung gegen oder beschäftigt sich häufig nur widerwillig mit Aufgaben, die eine längerandauernde geistige Anstrengung erfordern, wie z. B. Mitarbeit im Unterricht oder Hausaufgaben?	☒	☐
Verliert das Kind häufig Gegenstände, die es für Aufgaben oder Aktivitäten benötigt, z. B. Spielsachen, Hausaufgabenhefte, Stifte, Bücher oder Werkzeug?	☐	☒
Lässt es sich öfter durch äußere Reize leicht ablenken?	☒	☐
Ist es bei Alltagstätigkeiten häufig vergesslich?	☐	☒

Mit diesen neun Symptomen ist nun das Aufmerksamkeitsdefizit-Syndrom (ADS) beschrieben. Ein Syndrom besteht immer aus einer Anzahl von zusammengehörigen Symptomen. Nicht alle diese Kennzeichen aber müssen erfüllt sein. Sechs von neun möglichen Zustimmungen stellen hier den kritischen Wert dar. Sie erhalten somit einen Hinweis, ob ein Kind betroffen sein könnte. Dabei sollen die Merkmale seit mindestens sechs Monaten deutlich stärker ausgeprägt sein, als es bei Kindern gleichen Alters und gleicher Grundbegabung zu erwarten wäre. Legen Sie diese Fragen auch der Lehrkraft oder der/dem Erzieher/in vor. Sie haben dann aber noch keine Diagnose. Beachten Sie das bitte. Sie erhalten lediglich einen ersten Hinweis.

Falls Sie bei sich eine Ja-Sage-Tendenz beobachten, wenn Ihnen solche Fragen vorgelegt werden, dann machen Sie sich bewusst, dass noch keine Diagnose für dieses Kind gestellt ist. Wenn Sie eher zum Gegenteil neigen, dann sollten Sie um des Kindes willen nicht zu sicher sein, auch wenn Sie keine sechs Symptome angekreuzt haben.

Nach dem DSM IV wird nun weiter gefordert, dass das Kind nicht nur in einem Lebensbereich auffällig ist, sondern z. B. in der Schule und in der Freizeit, in der Familie und evtl. in der Untersuchungspraxis. Neue Situationen sind für die Aufmerksamkeit dieser Kinder allerdings oft ausgesprochen förderlich. So kommt es nicht selten vor, dass sich die Kinder ausgerechnet beim Arzt oder Psychologen unauffällig verhalten.

Weiter sollen einige Symptome der Störung schon vor dem siebten Lebensjahr aufgetreten sein. Manche Experten berichten allerdings von Kindern, die erst später, z. B. in der Pubertät, auffällig wurden.

Außerdem wird nach dem DSM IV gefordert, dass eindeutige Anzeichen einer Beeinträchtigung vorliegen – sozial oder schulisch oder ab dem Jugendalter auch beruflich. Die Störung darf auch nicht durch andere psychische Störungen, z. B. eine Angststörung, besser erklärt werden können oder z. B. nur im Rahmen einer Schizophrenie auftreten.

Nun schauen wir uns die Symptome der Hyperaktivität genauer an. Hierbei können Sie wieder mitmachen und gleich ankreuzen:

	Trifft zu	Trifft nicht zu
Zappelt das Kind häufig mit Händen oder Füßen oder rutscht auf dem Stuhl herum?	❑	❑
Steht es in der Klasse oder in anderen Situationen, in denen Sitzenbleiben erwartet wird, häufig auf?	❑	❑
Läuft es häufig herum oder klettert exzessiv in Situationen, in denen dies unpassend ist (bei Jugendlichen oder Erwachsenen kann dies auf ein subjektives Unruhegefühl beschränkt bleiben)?	❑	❑
Hat es häufig Schwierigkeiten, ruhig zu spielen oder sich mit Freizeitaktivitäten ruhig zu beschäftigen?	❑	❑
Ist es häufig „auf Achse" oder handelt oftmals, als wäre es „getrieben"?	❑	❑
Redet das Kind häufig übermäßig viel?	❑	❑
Platzt es häufig mit den Antworten heraus, bevor die Frage zu Ende gestellt ist?	❑	❑
Kann es nur schwer warten, bis es an der Reihe ist?	❑	❑
Unterbricht und stört es andere häufig, platzt z. B. in Gespräche oder Spiele anderer hinein?	❑	❑

Die letzten drei Kriterien erfassen hier insbesondere die Impulsivität der Kinder. Der kritische Wert liegt wieder bei insgesamt sechs von neun möglichen Zustimmungen.

Nach dem DSM IV lassen sich anhand dieser zwei mal neun Symptome und nach gründlicher Untersuchung drei unterschiedliche Störungstypen diagnostizieren. Ein aufmerksamkeitsgestörter Typ, ein hyperaktiver Typ und ein kombinierter Typ. Entsprechend der neueren Forschung gehen jedoch viele Experten davon aus, dass es sich um ein und dieselbe Grundstörung handelt. Die liegt im Aufmerksamkeitsbereich und ist durch die ersten neun Kriterien abgebildet. Die körperliche Unruhe kann dazukommen, muss es aber nicht. Wir können uns die Kinder vorstellen wie übermüdete Kinder kurz vor dem Schlafengehen. Die einen drehen auf, um sich wach zu halten, die anderen träumen weg.

Hyperaktivität beinhaltet demzufolge immer auch die Aufmerksamkeitsschwäche. Das Kernsymptom wäre damit nicht die auffällige, immer wieder im Vordergrund stehende Überaktivität, sondern die Reizfilter- und Impulssteuerungsschwäche, die sich in Ablenkbarkeit und mangelnder Konzentration zeigt. Dennoch können sich diese Kinder unter bestimmten Bedingungen sehr wohl konzentrieren, ja, sogar über das normale Maß hinaus fokussieren. Ihre Konzentrationsleistung bleibt dabei jedoch abhängig von ihrer Motivation. Offensichtlich können sie ihre Motivation und damit zusammenhängend sogar ihr gesamtes Gefühlsleben nicht so gut steuern wie andere. Manche Kinder und Jugendliche haben auch depressive Züge.

Was ist zu tun, wenn Sie denken, dass Ihr Kind betroffen ist?

1. Werden Sie sich klar über den Leidensdruck in Ihrer Familie und bei Ihrem Kind und über die Symptome, die Sie erkannt haben bzw. auf die andere Sie aufmerksam gemacht haben.

2. Sammeln Sie so viele Informationen, wie Sie können. Beim Lesen von entsprechender Literatur wird Ihnen in der Regel unmittelbar aufgehen, ob Ihr Kind etwas damit zu tun hat oder nicht.

3. Lassen Sie eine saubere Diagnose durch eine erfahrene Gemeinschaftspraxis (oder einen spezialisierten Kinderarzt) erstellen.

– Ziehen Sie alle Möglichkeiten in Betracht. Es gibt eine Reihe von Störungen, die sich wie ADS auswirken, aber es doch nicht sind. Eine medizinische Differentialdiagnose ist deshalb notwendig (siehe Kasten Differentialdiagnose unten). Dabei wird abgeklärt, inwieweit andere Erkrankungen für die Symptome verantwortlich sein können. Es muss also nicht immer ADS sein. Diese anderen Erkrankungen können bei vorschneller Diagnose unerkannt bleiben.

Andererseits gibt es auch eine maskierte ADS. Sie wird nicht entdeckt, weil sie von anderen Störungen, die sich ähnlich auswirken, verdeckt wird (siehe wieder Kasten Differentialdiagnose unten). ADS kann also auch zusammen mit ähnlichen Störungen auftreten. Nur eine gründliche Diagnostik kann hier Klarheit schaffen.

Ein Beispiel: Leichte, von außen nicht wahrnehmbare epileptische Anfälle können sich genauso auswirken wie die abwesende, abgelenkte und verträumte Form von ADS. Diese und andere Alternativen sollte der Arzt prüfen. Erkennt er dann auf eine Form von Epilepsie, wäre es aber auch nicht richtig, die Diagnose vorschnell an dieser Stelle abzubrechen, weil ja schließlich etwas gefunden wurde. Als Nächstes wäre festzustellen, ob neben der Epilepsie auch noch ADS besteht. Wie gesagt, ADS kann auch maskiert sein. Dieses kurze Beispiel zeigt, was ich mir unter einer sauberen Diagnose vorstelle.

In meiner Diplomarbeit an der Universität Kiel (Kristahn 1986) ging ich u. a. der Frage nach, ob ein Diagnostiker, der ein bestimmtes Störungsbild besonders häufig sieht, dazu neigt, dieses auch bei unklaren Fällen eher zu diagnostizieren. Manche schon, aber nicht alle. Beurteilungsfehler sind übrigens ein beliebtes und bewährtes Thema der Allgemeinen Psychologie und der Diagnostischen Psychologie.

So sind auch in der letzten Zeit manche Ärzte ins Gerede gekommen, weil sie zu schnell und zu häufig ADS diagnostizieren und Ritalin bzw. Medikinet zu leichtfertig verordnen. Umgekehrt möchte ich Sie auch darauf aufmerksam machen, dass es Ärzte gibt, die aus einer inneren Abwehrhaltung heraus die Diagnose

ADS nicht oder kaum stellen würden (von einer ähnlichen Haltung berichteten mir Eltern über einzelne Lehrer). Mit einer solchen Voreinstellung geraten die alternativen Störungen ins Blickfeld. Findet der Diagnostiker hier etwas, wird oft nicht weiter nach ADS gefragt. ADS kann auf diese Weise maskiert und damit unentdeckt bleiben. Für das Kind kann das auf Dauer zum Nachteil werden. Selbst wenn man ein paar Jahre später doch darauf kommt, ist wertvolle Zeit für gezielte Hilfestellungen verloren gegangen. Ich gebe Ihnen das alles zu bedenken, um Sie in die eine wie in die andere Richtung von diagnostischen Voreinstellungen zu sensibilisieren. Informieren Sie sich bitte vorher über die Diagnostiker in Ihrer Umgebung.

- Lassen Sie sich und das Kind gründlich zur Vorgeschichte und zur aktuellen Situation befragen (gehört zu jeder guten Diagnose).
- Nehmen Sie die angekreuzte Symptomliste mit.
- Ebenso Schulzeugnisse (meist finden sich in der Verhaltensbeschreibung deutliche Hinweise) sowie eventuelle Stellungnahmen von Lehrern, Schulpsychologen etc.
- Lassen Sie psychologische Tests durchführen. Sie geben u. a. wichtige Hinweise auf die verschiedenen intellektuellen Fähigkeiten des Kindes und Einblick in die Konzentrationsleistung. Isolierte Teilleistungsstörungen und eine eventuelle Minderbegabung können differentialdiagnostisch abgeklärt werden.

4. Lassen Sie sich über die vielfältigen Behandlungsmöglichkeiten beraten und entscheiden Sie im Gebet.

5. Bleiben Sie nicht bei der ärztlichen oder psychologischen Diagnose stehen. Entdecken Sie auch die Stärken Ihres Kindes. Fragen Sie Gott, wie er Ihr Kind sieht. Mehr dazu im nächsten Kapitel.

Differentialdiagnose

Andere Störungen, die sich ähnlich auswirken können, müssen ausgeschlossen werden. Die Aufmerksamkeits- und Hyperaktivitäts-Störung kann manchmal auch zusammen mit ihnen auftreten. Im Einzelfall kann sie sogar durch sie verdeckt werden und damit unerkannt bleiben. Abzugrenzen ist auch ein normales, aber lebhaftes Verhalten des Kindes.

Im Folgenden werden einige der geläufigsten Beispiele erwähnt:

- Allergien
- Angststörungen
- Anfallsartige Störungen (Epilepsien)
- Bleivergiftungen
- Depression
- Embryofetales Alkoholsyndrom
- Hauterkrankungen (juckendes Ekzem)
- Hirnschädigungen
- Hör- und Sehstörungen
- Isolierte Teilleistungsstörungen
- Lernschwäche
- Oppositionelles aufsässiges Verhalten (häufiger auch zusammen mit ADS)
- Psychisches Belastungssyndrom
- Schilddrüsenüber- oder -unterfunktion
- Situationsbedingte Reaktion auf schwerwiegende Lebensereignisse, z. B. Auseinanderbrechen der Familie, Tod eines Elternteils u.a.
- Störung der Impulskontrolle (Diebstahl, Brandstiftung u. a.)
- Störung des Sozialverhaltens
- Tic-Erkrankungen (Tourette-Syndrom)
- Verschiedene psychiatrische Erkrankungen, z. B. Formen der Schizophrenie im Jugendalter, Manie, Formen autistischer Beeinträchtigung

Welche Einflussfaktoren kommen in Betracht?

Die Liste oben zeigt, wie unterschiedlich die Einflüsse sein können. Wir müssen nicht ausschließlich an ADS denken, wenn uns ein Kind begegnet, das ständig zappelt oder immer wieder wegträumt. Psychiatrische Erkrankungen oder Schilddrüsenüberfunktion kommen genauso in Betracht wie eine sich anbahnende Scheidung der Eltern. So habe ich als Leiter eines Kinder-, Jugend- und Beratungszentrums miterlebt, wie schier unglaublich impulsiv, unruhig, überempfindlich und abgelenkt Kinder auch über längere Zeiträume hinweg reagieren können, wenn in ihren Familien große Einschnitte bevorstehen. Hierbei handelt es sich also um Auffälligkeiten, die wohl etwas mit Aufmerksamkeitsdefiziten und Hyperaktivität zu tun haben, aber doch nichts mit dem eigentlichen Syndrom.

ADS tritt häufiger zusammen mit oppositionellen Verhaltensweisen auf, die sehr ausgeprägt sein können. Betroffene Eltern erzählten mir manchmal unglaubliche Geschichten. Da kann jeder einzelne Tag zum Alptraum werden. Ein Gefühl der Hilflosigkeit kann sich breit machen: „Kein gutes Zureden und keine Strafe hilft mehr ...“

Ein Beispiel:
Kürzlich hörte ich, wie sich so ein unkontrollierbarer jugendlicher Chaot „bekehrt“ hat: Bis zu seinem 18. Geburtstag redete er ständig davon auszuziehen und ließ sich nichts sagen. Die Eltern waren schließlich völlig entnervt und einverstanden damit, denn sie konnten wirklich nicht mehr. Sie begegneten in diesen Jahren blanker Verzweiflung. Als er 18 wurde, merkte er wahrscheinlich, was im Leben auf ihn zukam. Er wollte auf jeden Fall bleiben, wurde richtig anhänglich und bat immer wieder darum, dass sie ihn nicht ausstoßen sollten.

So wie diese Eltern stehen viele vor der Grundsatzfrage des Zusammenlebens, auch wenn kein oppositionelles Verhalten dazukommt. Dieser Junge scheint nun aber davon „geheilt“ zu sein, entwickelt andere Einstellungen und lässt wieder mit sich reden. Nun geht es also doch!

Diese Geschichte hat mir wieder einmal gezeigt, dass im Herzen so eines Kindes noch ein ganz anderer Schrei herrschen kann, und das vielleicht schon seit Jahren, ein Schrei nach Beziehung und Identität, ein Schrei nach Leben. Es wäre schön, wenn Eltern, die ihr Kind aus nachvollziehbaren Gründen weggeben wollen, diesen Schrei doch noch hören könnten. Manchmal braucht man dazu eine neutrale Person.

Einmal war ich mir ziemlich sicher, ein ADS-Kind ohne Hyperaktivität vor mir zu haben. Alle Symptome und sogar Sekundärsymptome (nachgeschaltete) trafen zu. Durch eine saubere Diagnostik trat jedoch zutage, dass dieses Kind unter leichten, von außen nicht erkennbaren, epileptischen Anfällen litt. Zu diesem Zeitpunkt wäre die Einnahme von Ritalin nicht vertretbar (contraindiziert) gewesen. Nicht nur aus diesem Grund halte ich nichts von der Praktik mancher Ärzte, ADS mittels eines sogenannten „Ritalinversuchs" erkennen zu wollen. Das Motto dabei lautet: „Mal sehn, ob es hilft!" Eine saubere Diagnose, wie oben beschrieben, birgt dagegen weniger Risiken, ist in der Beziehung zum Patienten und seiner Familie vertrauensbildender und beugt durch ein gutes Vorbild im Umgang mit Medikamenten auch gleich noch ihrem Missbrauch vor.

Nebenbei: Was aber, wenn ein epileptisches Kind zusätzlich ADS hat? Nun wird unter Fachleuten diskutiert, dass bei einer medikamentös gut eingestellten Epilepsie auch die Gabe von Ritalin möglich ist. In einer solchen Situation benötigen Sie allerdings ausgesprochene „Kenner der Materie".

Welche Behandlungswege stehen Ihnen offen?

Wenn ADS (offizieller ADHS) vom Arzt diagnostiziert worden ist, werden Sie früher oder später auf folgende Behandlungsmöglichkeiten aufmerksam gemacht:

- Elterntraining.
- Training des Kindes in Gruppen, oder wie Sie es zu Hause trainieren können, z. B. im Lesen..
- Verhaltenstherapie bei ausgeprägten Störungen. Döpfner, Schürmann und Lehmkuhl (2000) stellen z. B. ein Therapieprogramm für hyperkinetische und oppositionelle Verhaltensprobleme vor.
- Selbsthilfegruppen. In einzelnen Regionen habe ich auch christliche Leiter getroffen, die mit ihren Gruppen dem Bundesverband Aufmerksamkeits-Störung/Hyperaktivität in Forchheim (Adresse siehe Anhang) angeschlossen waren.
- Medikamente wie Ritalin oder Medikinet als Mittel der Wahl. Häufiger werden auch Mittel verordnet, die auf eine zusätzliche depressive Problematik zugeschnitten sind.

Achten Sie doch darauf, dass Ihnen die Medikation nicht zuerst oder als einzige genannt wird. Ein therapeutisches Gesamtkonzept ist nötig. Ritalin und allgemeine Informationen allein reichen nicht aus. Zu diesem Gesamtkonzept können auch gehören:

- Ergotherapie, z. B. wegen motorischer oder Wahrnehmungsschwierigkeiten.
- Ambulante Erziehungshilfen über das örtliche Jugendamt, etwa durch eine pädagogische Fachkraft, die jede Woche stundenweise mithilft, die Familie im Erziehungsprozess und das Kind in schwierigen Entwicklungsphasen zu unterstützen. Das kann, wie Uta Reimann-Höhn (2001) erläutert, nach dem Kinder- und Jugendhilfegesetz (KJHG) ca. zwei Jahre lang gewährt werden.

Es gibt noch eine ganze Reihe ausgefallener, alternativer oder esoterischer Behandlungswege, die ich nicht alle im Einzelnen überschauen und beurteilen kann. Auf einige geht Cordula Neuhaus (1996) ein. In der Regel sind sie umstritten. Sie haben sich bisher nicht durchgesetzt und gelten teilweise als contraindiziert, weil sie hyperaktiven Kindern offensichtlich Schaden zugefügt haben. Die sogenannte AFA-Alge wird beispielsweise mit gefährlichen Nebenwirkungen in Verbindung gebracht und ist deshalb in Kanada verboten. Die Edu-Kinesiologie einschließlich „Brain-Gym“ gilt als wissenschaftlich nicht bestätigt und teuer (Neuhaus, 1996). Sie ist z. T. östlich-religiös geprägt.

Aus christlich-psychologischer Sicht ist Folgendes bei den Behandlungswegen zu berücksichtigen:

- Die Herzensbegegnung und das Verstehen der Herzensbotschaft (neues Selbstwertgefühl, Urvertrauen sowie innere Wachheit).
- Die Bewältigung von innerem Schmerz bei den Eltern, evtl. beim Kind.
- Eine neue Sicht vom Kind, die freisetzt und gegen Verzweiflung hilft. Das ist für Eltern und Kinder heilsam, denn auch die Kinder sind oft verzweifelt und sehen sich zu einseitig.
- Das Annehmen und Austragen von Machtkämpfen.
- Zentral: Das Finden von innerem Frieden in Christus, der in unserem Herzen regieren will.
- Gebet.
- Gottes Führung, ohne die manche Familien längst zerbrochen wären.

Über die sanfte und raue Form von Liebesbeziehungen lesen wir in der ADS-Literatur leider nichts oder nicht viel. Sie gehört aber zu einem therapeutischen Gesamtkonzept aus meiner Sicht unbedingt dazu.

Das folgende Beispiel macht deutlich, wie wichtig die Beziehung zu Jesus Christus ist – für Eltern und Kinder – und wie vielseitig die Hilfen sein können, gerade wenn ein Teenager in einen abgrundtiefen Strudel gerät.

Eine Mutter erzählt:
Unsere Tochter Engelke hat ADS, nimmt Ritalin, ist hyperaktiv und hat eine nachgewiesene Dyskalkulie (Anm.: Rechenschwäche). Mit elf Jahren begann ihre Menstruation, sie bekam eine feste Zahnspange, eine Brille und wegen ihrer Skoliose (Anm.: seitliche Verkrümmung der Wirbelsäule) ein Stützkorsett (nonstop zu tragen) angepasst. Das Schlimmste war die starke Hormonausschüttung durch die Pubertät.

Bis dahin war Engelke ein fröhliches Kind, ein „Spring ins Feld", unternehmungslustig, ein „Motor" für ihre Umgebung. Voller starker Gefühle der Freude, der Wut, voller Liebe, Begeisterung und Frustration. Ein Kind mit Ausstrahlung!

Pubertätsbedingt änderte sich schlagartig ihr Bewegungsdrang. Ihre Freude, ihr Selbstvertrauen, das Interesse an Freunden und Unternehmungen gingen stark zurück. Sie saß oft traurig in ihrem Zimmer und wollte mit keinem spielen, guckte lange aus dem offenen Fenster und hatte zu nichts Lust.

Aus ihrer Isolation konnte ich sie nicht herausholen. Ich musste zusehen, wie sie litt, und war einfach nur für sie da, um zuzuhören und mitzufühlen.

Die Phasen der Traurigkeit gingen so weit, dass Engelke nicht mehr Herr über sich selbst war. Sie sagte besorgt: „Ich habe mich nicht mehr im Griff. Es geschieht einfach mit mir." Endloses verzweifeltes Weinen, Wutausbrüche mit Versuchen, die Adern aufzuritzen. Das alles konnte plötzlich aus nichtigem Anlass über sie hereinbrechen.

Dazu entwickelten sich Anzeichen von Bulimie: Heißhunger auf alles, unkontrolliertes und hastiges Essen, Übelkeit, Brechversuche. An anderen Tagen konnte sie fast nichts essen. Bei schlanker Figur fühlte sie sich viel zu dick.

Was half uns? Was half ihr?

– Unsere Kinderärztin, die sich auf ADS spezialisiert hat, half mit Gesprächen und Medizin. Sie sorgte dafür, dass Engelke Johanniskraut (hochdosiert) bekam und Ritalin lückenlos einnahm bis zum späten Nachmittag. Außerdem organisierte sie uns eine liebevolle Psychologin aus dem Kinder- und Jugendbereich eines kirchlichen Trägers.

Allmählich gingen Engelkes Anfälle in der Intensität zurück. Sie sagte: „Ich bin traurig, aber ich brauch nicht mehr weinen. Es ist gut, dass ich dabei nicht mehr ausraste."

– Engelkes Therapeutin, zu der sie bis heute (eineinhalb Jahre später) regelmäßig hingeht, hat ihr sehr gut getan. Sie fühlt sich verstanden und kann dort ihr Herz ausschütten, und sie lernt, ihre Gefühle einzuordnen.

- Gute Beziehungen zur Lehrerin, den behandelnden Ärzten und Menschen aus ihrer engeren Umgebung.
- Die ADS-Selbsthilfegruppe mit kompetenten Leitern. Dort erfuhr ich, dass die Pubertät bei Mädchen öfters so extrem ausfallen kann. Die angebotenen Vorträge und Bücher halfen mir in meiner Verzweiflung.
- Besonders wichtig ist mir unser Hausbibelkreis. Woche für Woche bringen wir Engelkes Probleme gemeinsam im Gebet zu Gott. Viele Gebetserhörungen haben wir erfahren, viel Trost und Zuversicht.
- Der Zusammenhalt unserer Familie (drei Kinder: 13, 16 und 18 Jahre alt, davon zwei mit ADS) ist für Engelke eine starke Sicherheit. Wir sprechen viel miteinander, sind sehr offen, zeigen unsere Gefühle und beten füreinander. Das gibt Rückhalt.

Heute ist Engelke 13 Jahre alt. Es geht ihr viel besser. Sie lernt mit starken Gefühlen umzugehen. Sie schreibt Tagebuch und Gedichte. Sie sucht einen engen Bezug zu Gott im Gebet. Das gibt ihr Frieden.

Sie hat wieder Kontakte zu Kindern ihres Alters geknüpft, ist viel draußen und liebt Sport – nur auf keinen Fall im Verein!

Engelke setzt sich für ihre Rechte ein und die von ihren Mitmenschen. Sie traut sich selbst etwas zu und hat sich inzwischen wieder ein Stück stabilisiert.

Die Medizin nimmt sie weiterhin. Ein überraschender Befund zur Skoliose ergab, dass Engelke das Stützkorsett nur noch nachts tragen muss, und die Zahnspange ist auch entfernt worden. Es geht vieles vorüber, was einen vorher völlig gefangen nimmt.

Gott wird ihr auch in ihrer Zukunft zur Seite stehen.

Medikamente sind meiner Meinung nach vor allem in schwerwiegenden Fällen angezeigt, wenn andere Maßnahmen nicht greifen. Wenn wir hier nicht gründlich genug differenzieren, besteht die Gefahr, dass die Medikamente zuerst den Eltern, Lehrern und anderen pädagogisch Verantwortlichen helfen, die Kinder aber nicht ausreichend gefördert werden, ihren Alltag einschließlich aller Lerninhalte zu organisieren und zu strukturieren.

Wie oben geschildert, gibt es aus christlich-psychologischer Sicht eine Reihe von Aspekten, die auch zu einem therapeutischen Gesamtkonzept gehören. Mir macht die Vorstellung Mühe, dass einige Kinder nur aufgrund einer vorschnellen Begeisterung über die Wirkung eines Medikaments von manchen der in den folgenden Kapiteln beschriebenen Hilfen nichts mitbekommen könnten. Dabei wäre auch für diese Kinder auf lange Sicht beides nötig.

Medikamente könnten sogar überflüssig werden, wenn andere Hilfen greifen. Je mehr ADS zur Modediagnose wird, umso größer ist die Wahrscheinlichkeit, dass auch leicht betroffene Kinder Ritalin oder Medikinet erhalten. Ich gehe davon aus, dass relativ wenige Kinder schwer betroffen sind, viele leicht, und die meisten gar nicht. Besonders bei den leicht betroffenen ist die Wahrscheinlichkeit hoch, dass alternative Hilfen schon ausreichen könnten. Wir können uns dies mithilfe eines Koordinatenkreuzes gut vorstellen:

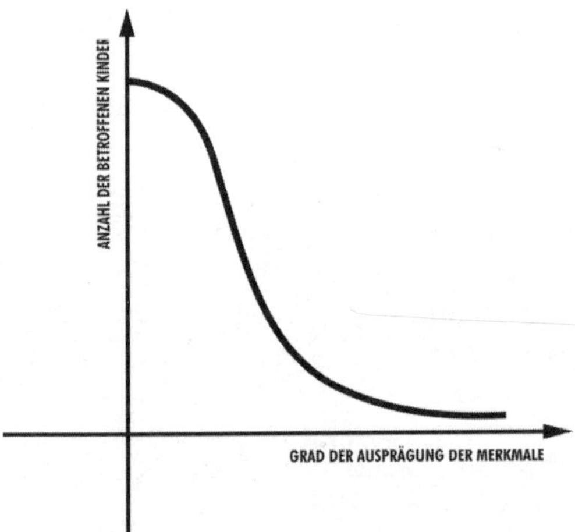

Ich glaube also nicht, dass es so einfach ist, wie es die Presse und z.T. auch die Fachliteratur vermittelt: Entweder das Kind hat es oder hat es nicht. Es gibt eine erhebliche Grauzone, über die wir noch nicht viel wissen.

Wenn ich auch persönlich am liebsten auf Medikamente verzichten würde, so halte ich andererseits doch nichts von Panikmache. Ritalin ist über Jahrzehnte millionenfach erprobt, was man von vielen anderen Medikamenten nicht sagen kann. Selbst wenn Überraschungen nach wie vor möglich sind, wird es manchmal doch sehr einseitig dargestellt. Es fällt zu Recht unter das Betäubungsmittelgesetz, weil es unter bestimmten Umständen missbraucht werden kann.

Zum Thema Medikamente gibt es eine Reihe von Fragen, die häufig gestellt werden. Wir können sie uns miteinander anschauen.

1. Darf man Kindern Beruhigungsmittel geben?
Manche Menschen denken, dass durch Beruhigungsmittel in die Persönlichkeit von unruhigen und hyperaktiven Kindern eingegriffen werden soll und halten das für nicht statthaft. Sie sind oft erstaunt, wenn sie hören, dass es sich gar nicht um ein Beruhigungsmittel handelt, sondern um ein stimulierendes Mittel, ein Methylphenidat. Wie ist das zu erklären?

Stellen Sie sich ein müdes Kind kurz vor dem Schlafengehen vor. Es will nicht ins Bett, ist quengelig, dreht auf. Es hält sich durch übermäßige Aktivität und Unruhe wach. So könnten wir die Hyperaktivität bei Kindern verstehen. Sie brauchen die Aktivität, um sich einigermaßen wach zu halten. Dabei verstehen die Kinder wahrscheinlich gar nicht, warum ihre Umgebung das nicht genau so toll findet wie sie. Ich denke, sie leben in der Regel gern!

Etwa 70–80 % der hyperaktiven Kinder müssen durch die Gabe von Methylphenidat nicht mehr auf jeden Reiz reagieren, d. h. sie lassen sich nicht mehr so leicht ablenken, arbeiten ruhiger und schneller, schreiben flüssiger und sind insgesamt nicht mehr so impulsiv. Die Kinder können innerlich besser bei der Sache bleiben und abwarten, bis sie drankommen. Sie haben die Reize aus ihrer Umgebung besser unter Kontrolle.

2. Macht Ritalin® / Medikinet® süchtig?
Inzwischen steht schon länger fest: Ritalin macht nicht süchtig. Weltweit ist kein einziger Fall von Abhängigkeit durch dieses Mittel

nachweisbar. Wer anderes belegen kann (und dies schreibe ich mit einem leichten Schmunzeln auf den Lippen), hat gute Chancen, in der Fachwelt berühmt zu werden. Dennoch ist dieses Vorurteil noch anzutreffen. Ritalin fällt in Deutschland trotzdem unter das Betäubungsmittelgesetz. Es handelt sich um ein Stimulanzium und kann als solches sehr wohl missbraucht werden. Wie ich hörte, wird es z. B. gerne von Drogenabhängigen benutzt, um die Müdigkeit, eine Folge der Sucht, zu bekämpfen.

Untersuchungen zufolge sinkt für Kinder mit ADS das spätere Suchtrisiko sogar unter den Wert Gleichaltriger, wenn sie behandelt werden. So berichten Fitzner und Stark (2000), dass mit Ritalin Behandelte als junge Erwachsene nicht häufiger, sondern tendenziell seltener Drogen konsumierten. Sie folgern in einem Zwischenbericht der langfristig angelegten Studie (seit 1996): „Es scheint sich im Gegenteil ein schützender Effekt der Ritalin-Medikation auf die Suchtentwicklung abzuzeichnen." Ähnlich kam eine Forschergruppe der Harvard-Universität 1999 zu dem Ergebnis, dass sich das Suchtrisiko von medikamentös behandelten Jugendlichen mit ADS gegenüber unbehandelten um 85 % reduziert. Man kann das mit der Tendenz zur Selbstmedikation erklären, die bei Betroffenen immer wieder beobachtet wird. Sie greifen unwillkürlich zu Kaffee, Tee, Schokolade, Alkohol, Nikotin oder eben Drogen und werden durch diesen Versuch der „Selbstbehandlung" leichter als andere abhängig.

3. Gibt es Nebenwirkungen oder Spätfolgen?

Einige der Kinder reagieren mit zunehmender Reizbarkeit und Unruhe sowie mit weniger Konzentration auf das Medikament. Hier sind in Absprache mit einem erfahrenen Fachmann weitere Behandlungswege einzuschlagen. Ebenso ist über mögliche Nebenwirkungen wie z. B. Appetitlosigkeit und Schlafstörungen zu sprechen. Bei Kindern mit ADS sind sie jedoch oft schon vor der Einnahme des Medikaments zu beobachten. Die meisten Kinder vertragen Ritalin gut.

Der in Fachkreisen nicht unumstrittene Göttinger Neurobiologe Gerald Hüther hat vor möglichen Spätfolgen gewarnt. Er befürchtet, dass frühzeitig Symptome der Parkinson-Krankheit bei ehemaligen Ritalin-Patienten auftreten könnten. Er räumt jedoch selbst ein, dass es dafür keine Nachweise gebe. In Fachkreisen ist Hüther mit seiner These schon länger bekannt. Ein Arzt wies in diesem Zusammenhang darauf hin, dass Ritalin schon seit etlichen Jahrzehnten verabreicht werde, ohne dass es für eine solche Annahme bisher Belege gebe.

4. Wie lange muss das Kind die Medikamente einnehmen?

Ein Teil der Betroffenen benötigt dieses Medikament auf Dauer, auch im Erwachsenenalter. Viele Kinder können es jedoch im Jugendalter absetzen oder sogar schon früher. Dies sollte immer in Absprache mit dem entsprechenden Arzt erfolgen. Manche amerikanischen Experten empfehlen, es alle vier bis sechs Monate wegzulassen (Hallowell & Ratey, 1998), um auf diese Weise regelmäßig die Wirkung des Mittels überprüfen zu können und über die Fortsetzung der Therapie zu entscheiden. Kinder, Jugendliche oder auch Erwachsene könnten inzwischen gelernt haben, sich z. B. selbst zu organisieren und zu strukturieren. Ebenso könnte sich bei anderen Kriterien etwas verändert haben:

- die leichte Ablenkbarkeit;
- die Unfähigkeit, beim Lesen, bei den Hausaufgaben oder im Unterricht konzentriert zu bleiben;
- impulsives Reden und Handeln;
- Schwierigkeiten, bei einer Unterhaltung aufmerksam zu bleiben;
- eine niedrige Frustrationstoleranz;
- Wutausbrüche;
- Stimmungsschwankungen;
- ständiges Trödeln;
- Schwierigkeiten, Prioritäten zu setzen;
- ein Hang, von einem Thema zum nächsten und von einer Aktion zur anderen zu springen.

Die Beurteilung sollte jedoch nicht demjenigen überlassen bleiben, der das Medikament einnimmt, weil er selbst die Wirkung häufig am wenigsten wahrnimmt. Ein etwaiger Lernfortschritt darf jedoch nicht verwechselt werden mit dem Effekt eines interessanten und anregenden Urlaubs, in dem das Mittel oft aufgrund der Motivationslage nicht benötigt wird.

Sollte in einer solchen Pausenperiode der Eindruck entstehen, dass das Medikament nicht mehr ausreichend wirke, kann es auch an einer falschen (zu niedrigen) Dosierung liegen. Diese ist vom Gewicht des Kindes abhängig, das sich verändert.

5. Können die Kinder sich nur mit Hilfe des Medikaments konzentrieren?

Nein, sie können sich nicht grundsätzlich schlecht konzentrieren. Sie können sich allerdings in einer für sie ansprechenden Umgebung oder bei der Beschäftigung mit ihren Interessengebieten oft sehr viel besser konzentrieren, nicht selten sogar übermäßig auf eine Sache konzentrieren. Man spricht dann auch von fokussieren. Eltern erzählen immer wieder, wie ihre Kinder z.B. auf einem Bauernhof keine Medikamente brauchten und dabei völlig unauffällig waren. Man kann sagen, dass die Wahrnehmung bei ihnen abhängig von der Motivationslage ist. Um ganz bei der Sache zu sein, benötigen sie Material, das sie wirklich interessiert.

Gerade dies scheint ihnen in der Schule so oft zu fehlen. Dann heißt es schnell: Das Kind ist faul, es will einfach nicht, ist schlecht erzogen oder gar: es kann nicht. Dadurch werden wir ihnen jedoch nicht gerecht. Es entstehen vielmehr neue Wunden. Sie fühlen sich unverstanden. Diese Kinder sind nicht faul, unwillig oder boshaft. Sie sind anders und geraten dadurch leicht in eine Außenseiterrolle hinein. Manche Kinder und Jugendliche können in einer solchen Lage wenigstens noch für die Lehrerin oder den Lehrer lernen, weil sie die mögen. Andere können ihr eigentliches Potential nur mit Stimulanzien entfalten. Leider würden einige Kinder mit ADS ohne Behandlung und Betreuung auf einer Sonderschule landen – wie in den Jahren zuvor. Deshalb brauchen sie zuerst Pädagogen, die sich informieren.

6. Gibt es nur dieses eine Medikament?

Nein, es gibt eine unglaubliche Vielzahl von Medikamenten für Betroffene, aber Ritalin bzw. Medikinet gilt für Ärzte als Mittel der Wahl. Häufiger wird auch anstelle von Methylphenidat ein Amphetaminsaft verabreicht. Wenn Ritalin oder der Amphetaminsaft selbst nach exakter Einstellung der Dosis nicht hilft, dann wäre es nicht verkehrt, einen Arzt aufzusuchen, der sich richtig gut auskennt. Einen Überblick zum Thema Medikamente geben übrigens Trott und Wirth (1995).

7. Wie lange wirkt Ritalin?

Drei bis vier Stunden. Deshalb müssen manche Kinder um ca. 11.00 Uhr in der Schule wieder ihr Medikament nehmen, sonst würden sie ziemlich wenig von den letzten Stunden mitbekommen. Ein Gespräch mit der Lehrkraft kann Aufschluss darüber geben, ob das Kind in dieser Zeit in seinem Konzentrationsverhalten einknickt.

Es gibt Ritalin auch in Depotform, also mit Langzeitwirkung. Diese Variante kommt nicht aus Deutschland und ist hier aus Kostengründen schwer durchsetzbar. Man kann sie jedoch erhalten, wenn das Kind sonst z. B. jemanden bräuchte, der die Medikamenteneinnahme in der Schule überwachen müsste.

Etikett ADS

Wenn ein Behandlungswunsch an einen Arzt herangetragen wird, dann wird eine Diagnose benötigt. Unser Krankenkassensystem erfordert dies, denn bezahlt wird in der Regel nur eine Behandlung Kranker. Also muss ein Etikett her, durch das die Krankheit ausgedrückt werden kann.

Durch ein solches Etikett kann ein unbeabsichtigter Eindruck entstehen, nämlich das Wesentliche eines Menschen erkannt zu haben. Er ist festgelegt. Dies wäre ein verhängnisvoller Irrtum. Auch ein ADS-Kind ist viel mehr, als sich hinter diesem Begriff verbirgt. Ja, das Wesentliche ist damit noch nicht einmal angesprochen: Die Beziehung zu Gott. Die entscheidende Frage lautet doch: Wie sieht Gott dieses Kind? Welche Absichten hat er mit ihm? Wenn wir so fragen, sehen wir auch wieder die vielen Stärken des Kindes und erhalten Einblick in seine Einzigartigkeit.

Insbesondere bei dieser Störung kann die Diagnose allein schon ein Segen sein, indem sie eine enorme therapeutische Wirkung entfaltet. Dies gilt nicht nur für Erwachsene, die nach vielen Jahren des Fragens nun einen Namen haben für die vielen Auffälligkeiten, die sie bei sich selbst nie verstehen konnten. Kürzlich sagte eine Mutter, wie es ihr selbst mit der Diagnose ging: „Nach dreißig Jahren konnte ich mich selbst zum ersten Mal richtig verstehen." Auch Kinder können erleichtert feststellen: „Ich bin nicht verrückt, wie ich geglaubt habe, auch nicht faul, böse, bockig oder dumm. Ich brauche nur Hilfe, um mich besser steuern zu können und mich nicht so schnell ablenken zu lassen." Das wird oft mit Kindern verglichen, die nicht richtig sehen können. Sie benötigen eine Brille, um ihre Sehschärfe zu stärken.

Um das Bild einer ADS weiter abzurunden, wenden wir uns nun der Entwicklungsgeschichte dieser Kinder zu.

Typische Entwicklungsverläufe

Den einen für alle typischen Entwicklungsverlauf gibt es sicherlich nicht. Jedoch fallen in den verschiedenen Entwicklungsphasen einige Merkmale immer wieder auf. Eltern berichten darüber, aber auch die Fachwelt (vgl. Döpfner, Schürmann, Lehmkuhl, 2000). Natürlich muss das bei Ihrem Kind nicht genau so aussehen. Jeder Mensch hat eine eigene Entwicklungsgeschichte, und die hört streng genommen nicht auf, solange wir leben.

Kleinkindalter	Schreibaby Sehr aktiv Schlafprobleme Fütter- und Verdauungsprobleme Früher Laufbeginn Experimentierfreudig Schwer zu bändigen
Kindergartenalter	Motorische Unruhe, sehr umtriebig Geringe Frustrationstoleranz, Wutausbrüche Schwer, ruhig und ausdauernd zu spielen Evtl. Entwicklungsrückstände bei Sprache, Bewegungsablauf, Zeichnen Erhöhtes Unfallrisiko
Schulalter	„Hausaufgabendrama" häufig im Mittelpunkt Oft Schwierigkeiten beim Lesen- und Schreibenlernen Kind verliert leicht die Lust am Lernen (manche können dies durch weit überdurchschnittliche Intelligenz kompensieren) Aggressivität wächst dann Selbstwertprobleme nehmen zu Leistungsprobleme, auch Klassenwiederholungen und Umschulungen

	Außenseiter, oft Störenfried oder zurückgezogen Impulsiver, oberflächlicher Problemlösungsstil
Jugendalter	Bei etwa einem Drittel keine Unterschiede mehr zu Gleichaltrigen Andernfalls: körperliche Unruhe und Impulsivität oft vermindert Konzentration häufig gebessert, aber nicht so gut wie bei Gleichaltrigen Wenn schon im Kindesalter aggressiv, dann tritt nun vermehrt Schuleschwänzen, Stehlen und Lügen auf Schon vorhandene massive Schulunlust kann sich weiter steigern gegen alle Arten von schulischer Leistungsanforderung Faszination für alles Exotische Extreme Gefühlsschwankungen, besonders, wenn im Kindesalter schon sehr sensibel Leichte Beeinflussbarkeit Bei manchen auch vermehrt Alkohol- und Drogenmissbrauch Pubertätsprobleme können sich steigern, z. B. stärkere Hormonveränderungen bei Mädchen, Essstörungen, Depression, Nicht-mehr-leben-Wollen
Erwachsenenalter	Fortsetzung der Verhaltensprobleme bei den einen Verminderung der Probleme bei den anderen Besonders ungünstige Entwicklung bei zuvor ausgeprägtem Schwänzen, Lügen und Stehlen sowie schwachen Schulleistungen Selbstwertprobleme Probleme mit Disziplin und Strukturen (sogenannte Messies) Sensibilität ist nach wie vor kennzeichnend

Unsere eigene Familiengeschichte

Unsere eigene Familiengeschichte deckt sich in vielen Punkten mit dem oben skizzierten Entwicklungsverlauf vom Baby bis zum Schulkind. Meine Frau und ich haben viele Maßnahmen ergriffen, auch weitreichende. Zwischendurch hatten wir manchmal den Eindruck, uns über dieses Kind am wenigsten Gedanken machen zu müssen. Das kann sich wieder ändern, o. k., aber ist es nicht schön – gerade für Eltern, die dies noch vor sich haben – zu wissen, dass nach aufgewühlten Jahren mit einem Kind auch ruhige Jahre kommen können?

Eines unserer vier Kinder war schon im Mutterleib sehr viel aktiver als die anderen drei. Es schlief mit zwei Jahren noch nicht richtig durch und brauchte dann nachts mindestens eine Flasche. Es konnte mit zehn Monaten schon laufen und war in seinem Bewegungsdrang einfach nicht zu bremsen. Manches Mal haben meine Frau und ich es zu zweit gewickelt. Im Kindergartenalter verlor sich die körperliche Unruhe. In der Schulzeit blieb lediglich die Vorliebe für Bewegung und Sport erhalten.

Zuerst machte die Schule einen Riesenspaß, dann aber traten verschiedene Probleme auf. Manche Buchstaben wurden schlecht behalten. Das Einmaleins – gerade geübt – war innerhalb kürzester Zeit wieder vergessen. Beim Reproduzieren zu Hause gelernter Texte machte das Kind so viele Fehler, besonders Flüchtigkeitsfehler, dass die Lehrerin denken konnte, es hätte ganz vergessen zu üben. Es ließ sich schnell ablenken, kam nicht mit dem Tempo mit und war häufig vergesslich. Außerdem hatte es Schwierigkeiten, die Schulmaterialien zu organisieren, so dass sie griffbereit waren. Die Hausaufgaben waren für alle Beteiligten oft eine Strapaze. Es fehlte an Konzentration, Motivation und Ausdauer. Das Kind war nicht selten emotional am Ende und nur noch zu Frustrations- und Aggressionsausbrüchen fähig. Verglich es sich mit den andern in der Klasse, ergab sich eine Negativbilanz, die das Selbstbild zunehmend beeinflusste. Sein Selbstwertgefühl schien uns ernsthaft bedroht.

Da das Kind nicht hyperaktiv war, schlossen damals noch alle beteiligten Seiten, auch wir als Eltern, diesen Themenkomplex aus. Die Forschung belegte jedoch, wie wir oben schon gesehen haben, dass es beim hyperkinetischen Syndrom in erster Linie um Aufmerksamkeitsdefizite geht. Die Hyperaktivität kann dazukommen, muss es jedoch nicht. So haben wir, meine Frau und ich, nach längerer Reise durch die Institutionen endlich mehr Klarheit gefunden. Und das Wichtigste: Unserem Kind geht es mittlerweile in allen Bereichen deutlich besser.

Allgemein führen bei diesen Kindern eine zu kurze Aufmerksamkeitsspanne, motivationsabhängige Wahrnehmung, Reizfilterschwäche, Impulssteuerungsschwäche und oft auch motorische Unruhe immer wieder zu Misserfolg in der Leistung und im sozialen Gefüge, und das oft sogar bei überdurchschnittlicher Intelligenz.

Warum wir uns für Medikamente entschieden haben

Es gibt viele Kinder, die ein Aufmerksamkeits-Syndrom ohne oder auch mit Hyperaktivität haben, deren eigentliche Probleme aber nie entdeckt worden sind. Nicht wenige sind in Sonderschulen gelandet. Ihnen könnte geholfen werden. Häufig durch Medikamente, aber oft auch ohne.

Ich habe einige, auch christliche Familien kennen gelernt, die durch die Aufmerksamkeits- und Hyperaktivitäts-Störung eines ihrer Kinder fast zerbrochen wären oder als letzten Ausweg ihr Kind in ein Internat weggeben wollten. Die Beziehung zur Schule war zuweilen irreparabel zerstört, so dass die Frage aufkam: „Welche Schule nimmt unser Kind jetzt überhaupt noch?“

In solchen extremen Fällen berichten Familien, wie Ritalin oder ein anderes Medikament für sie Hilfe in letzter Minute geworden ist. Sie sehen darin letztlich die Führung Gottes, der sie nach einer oft langen Reise der Ungewissheit und des Unverstandenseins schließlich auf die richtige Spur gebracht hat. Für Nichtbeteiligte ist es sehr schwer zu verstehen, wie tiefgehend die Abläufe tatsächlich sind. Jeder Vater und jede Mutter, ja auch jede Institution kann ohne ausreichende Information an einem hyperaktiven Kind scheitern.

Die Frage, die hier auftritt, lautet: Sollen verantwortungsbewusste Eltern aufmerksamkeitsgestörten und hyperaktiven Kindern Medikamente geben? Haben Christen, die Jesus als ihren Herrn anbeten, keine andere Wahl, als sich so zu verhalten? Kann Gott nicht eingreifen?

Diese Fragen lassen sich nicht für jeden Einzelfall gleich beantworten. Als meine Frau und ich persönlich vor dieser Entscheidung standen, haben wir es uns gründlich überlegt. Wir konnten und wollten jedoch nicht länger zusehen, wie das Selbstwertgefühl unseres Kindes langsam zerbricht und ein Scheitern an der Schule droht. Schließlich lieben wir doch dieses Kind, genauso wie unsere anderen drei, die diese Auffälligkeiten nicht haben. Da wir schon vieles probiert hatten, entschieden wir aus dem Gebet heraus: Unser Kind bekommt Ritalin. Diese Entscheidung fiel uns auch deshalb nicht leicht, weil ich, der Vater, als Psychologe gewohnt bin, Behandlungswege einzuschlagen, die auf innerpsychische oder kommunikative Prozesse abzielen anstatt auf den Organismus.

Schon bald zeigten sich die ersten Veränderungen in einer Deutlichkeit, wie wir sie nicht erwartet hätten: Zu Hause Gelerntes konnte nun auch in der Schule reproduziert werden (zum ersten Mal null Fehler im Rechtschreibtest). Das Rechnen fiel auch leichter. Bei den Hausaufgaben traten keine Emotionsausbrüche mehr auf. Unser Kind konnte sich dem Stoff jetzt gelassener stellen und sich wesentlich besser konzentrieren. Ja, es spürte selbst, dass es ihm leichter fiel, und sagte begeistert: „Mama, ich bekomme ja plötzlich mit, was die Lehrerin da vorne erzählt."

Dies bestätigte auch eine psychologische Kontrolluntersuchung. Wir waren schon seit einiger Zeit zur medizinischen und psychologischen Untersuchung in einer etwas entfernt gelegenen Gemeinschaftspraxis. In solchen Praxen arbeiten Fachleute der Kinder- und Jugendpsychiatrie und der Psychologie, insbesondere der psychologischen Diagnostik, miteinander, um u. a. Auffälligkeiten im Kindes- und Jugendalter abzuklären. Vor der medikamentösen Behandlung lag der Konzentrationsleistungswert unseres Kindes im Vergleich zur Gruppe der Gleichaltrigen noch bei unter 10 %. Einige Zeit nach der eingeleiteten Behandlung lag dieser Wert zu unserem Erstaunen bei ca. 65 %!

Die Auswirkungen auf die Schulleistungen und die Schulfreude unseres Kindes blieben nicht aus. Es konnte ein so reizarmes und wenig anregendes Material wie Zahlen und Buchstaben viel besser behalten. Durch die erhöhte Aufmerksamkeitsspanne konnte der trockene Stoff in das Langzeitgedächtnis des Kindes gelangen, wo er eher gespeichert blieb. Immer wiederkehrende Versagensgefühle („Das schaff ich nie!"), viele Tränen und ein Riesenberg Schulunlust hatten ein Ende gefunden. Für das Selbstwertgefühl war es wichtig zu erfahren: „Ich bin nicht dumm. Die anderen sind nicht immer besser." So machte die Schule bald wieder mehr Spaß. Zwar ist die Begeisterung aus der ersten Klasse nicht zurückgekehrt, doch die grundlegende Motivation ist wiedergekommen.

KAPITEL II

Eine neue Sicht vom Kind gewinnen

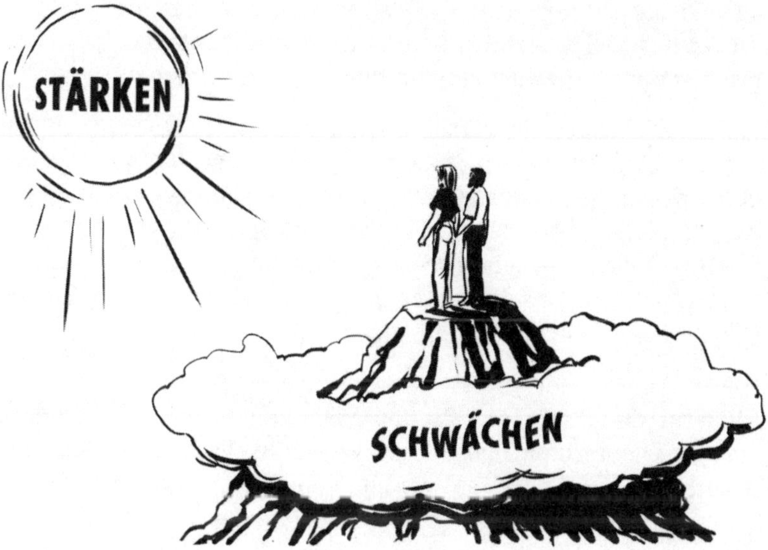

Dieses Kapitel enthält:

- Eine Gegenüberstellung der Schwächen und der Stärken, dic diese Kinder haben
- Eine Einschätzung aus christlich-psychologischer Sicht
- Eine Anleitung, wie Sie eine neue Sicht vom Kind entwickeln können

Nicht nur Symptome – auch die Stärken der Kinder erkennen

In der Fachliteratur wird häufig der „Krankheitswert“ von ADS betont. Die Symptome werden aufgelistet. Die Entwicklungsstörungen werden benannt. So wie oben erwähnt auch bei Döpfner, Schürmann und Lehmkuhl (2000). Die Stärken kommen dabei zu kurz, obwohl auch davon in der Literatur immer wieder die Rede ist. Kinder mit ADS haben allerdings ganz erstaunliche Stärken, die aber insgesamt viel zu wenig beachtet und unterstützt werden.

Wenn Sie nachher die Stärken und Schwächen Ihres Kindes einmal aufschreiben, am besten gemeinsam mit Ihrem Partner, falls Sie einen haben, dann könnte es Ihnen ähnlich gehen wie einem Ehepaar in der Beratung. Beide waren sehr erstaunt, dass ihnen so viele Stärken einfielen – mehr noch als Schwächen. Je länger sie an der Liste arbeiteten, umso fröhlicher wurden sie über ihr Kind. So entstand schon in kurzer Zeit ein anderes Bild vom Kind.

Hierin liegt unser erster großer Erziehungsauftrag an diesen Kindern. Er gilt für Mütter und Väter, aber auch für Erzieher, Lehrer, Therapeuten und andere Fachleute. Es geht darum, eine neue Sicht vom Kind zu entwickeln, eine Sicht, die nicht durch die Schwächen dominiert ist, sondern die großen Vorzüge ebenso berücksichtigt. Sie zu erkennen und gezielt zu fördern ist unsere Aufgabe. Dadurch erhalten die Kinder etwas von der Würde ihrer Geschöpflichkeit zurück. Die ersten Jahre der Schulzeit fordern von vielen betroffenen Kindern in dieser Hinsicht einen hohen Tribut. Ein Kollege hat das salopp so formuliert: „Versuchen Sie Ihr Kind irgendwie durch unser Schulsystem zu schleusen! Dann sieht die Welt schon wieder anders aus.“

Das trifft so nicht auf alle Kinder mit ADS zu. Manche können sich in der Schule so stark motivieren, dass sie durch herausragende Leistungen auffallen. Eine Lehrerin meinte: „Ich habe ein ADS-Kind in meiner Klasse, das fast immer voll da ist, sich ständig meldet und überall mitmacht. Dieser Junge weiß fast alles, ist unglaublich begabt und stürzt sich gerne in jede neue Aufgabe hinein.“ Irgendwie scheint auch das zur Hyperaktivität zu passen: Ein Leben wie unter Volldampf.

In diesem Kapitel soll es darum gehen, wie wir Schritt für Schritt eine neue Sicht vom Kind entwickeln können. Dazu fangen wir bei den Symptomlisten an. Listen mit solchen Auffälligkeiten liest man häufig, u. a. auch bei Aust-Claus und Hammer (1999), auf die ich mich hier im Wesentlichen beziehe.

Eine dazu passende Gegenüberstellung von Stärken habe ich aber bisher noch nirgends gefunden. Deshalb wage ich hier eine eigene Gegenüberstellung. Es ist eine Zuordnung von Stärken zu den Schwächen, denn jede Schwäche enthält auf der anderen Seite auch eine Stärke. Das kann unsere Sicht vom Kind bzw. vom Jugendlichen (oder Erwachsenen) erheblich erweitern.

Gegenüberstellung häufiger Stärken und Schwächen der Kinder bzw. Jugendlichen

Neben der Tatsache, dass es ADS grundsätzlich in zwei Formen gibt, der hyperaktiven und der verträumten, fallen immer wieder folgende, für Betroffene typische Symptome auf, die aber auch mit bestimmten Stärken verknüpft sind. Beim Lesen dieser Liste sollten wir dennoch bedenken, dass auch jedes Kind mit ADS ein Original ist und nicht alle Merkmale zutreffen müssen. Das Kind oder der Jugendliche dürfte auch noch ganz andere, nur ihm eigene Stärken und Schwächen haben.

1. Unaufmerksamkeit und Ablenkbarkeit

⊖ Driftet mit der Aufmerksamkeit ab.
⊖ Wechselt den Brennpunkt des Interesses.

⊕ Ist offen und interessiert sich zunächst für alles und jedes.
⊕ Kann sich überdurchschnittlich auf eine Sache konzentrieren, die das Kind interessiert. Man spricht dann auch von fokussieren.

2. Impulsivität

⊖ Handelt / redet, ohne nachzudenken.
⊖ Lebt Gefühle sofort aus, z. B. bei den Hausaufgaben.
⊖ Alles Abwarten fällt schwer.
⊖ Hat oft auch Schwierigkeiten, körperliche Kraft zu dosieren (andere Wahrnehmungsschwierigkeiten).

⊕ Kann spontan entscheiden und handeln.
⊕ Kann sich für eine Sache voll begeistern.

- ⊕ Kann dann auch sehr begeisternd und mitreißend auf andere wirken, manche Kinder oder Jugendliche werden z. B. gute Projektleiter in der Wirtschaft. Wieder andere können gute Pastoren werden.
- ⊕ Bereitschaft, auf etwas Wichtiges sofort einzugehen.

3. Vergesslichkeit und schlechtes Kurzzeitgedächtnis

- ⊖ Vergisst schnell, besonders alltägliche Dinge.
- ⊖ Alles, was nicht spannend ist, ist schnell aus dem Sinn.
- ⊖ Verliert oft Sachen.

- ⊕ Sehr gutes Gedächtnis für Vergangenes.
- ⊕ Kann sich übermäßig auf Spannendes und Motivierendes konzentrieren. So sind manche Kinder und Jugendliche wahre Spezialisten auf einem bestimmten Sachgebiet, das sie interessiert. Hier vergessen sie nichts.
- ⊕ Kann sich auch an kleinste Details erinnern, wenn es aufgepasst hat.
- ⊕ Kann sich dann auch in einer fremden Umgebung rasch orientieren.
- ⊕ Kann sich in einem neuen Sachgebiet rasch orientieren.

4. Wirkt zerstreut oder chaotisch

- ⊖ Wenig Überblick.
- ⊖ Geringe Eigenorganisation.

- ⊕ Dafür aber ein hohes Maß an Flexibilität.
- ⊕ Und: Kann sich „nebenbei" eine Fülle von Informationen merken, was ihm später noch sehr nützlich sein kann.
- ⊕ Bei entsprechender Lebenserfahrung ist es ihnen deshalb möglich, blitzschnell in neuartigen Situationen richtig zu reagieren. Diese Art von Überblick ist in vielen Lebenssituationen sehr wertvoll.
- ⊕ Kann besonders gut aus Erfahrung lernen, auch aus Rückschlägen, wenn der Betreffende für eine Sache motiviert ist.

5. Regeln einhalten – eine der schwersten Übungen

- ⊖ Eigensinnig.
- ⊖ Will nur seinen Willen durchsetzen.
- ⊖ Regelmäßigkeiten sind nicht spannend genug.
- ⊖ Alles und nichts wird endlos diskutiert.

- ⊕ Andererseits: Wenn etwas verstanden und akzeptiert wurde, dann ist der Betreffende oft umso zuverlässiger.
- ⊕ Selbständigkeit – kann bei entsprechender Motivation ausgeprägt sein.
- ⊕ Häufig steht hinter den Diskussionen ein zuweilen eigenwilliges, aber doch vorhandenes Gerechtigkeitsempfinden.

6. Arbeitsverhalten lässt zu wünschen übrig

- ⊖ Kein Überblick und wenig Strategie.
- ⊖ Aller Anfang ist schwer – lieber alles auf die lange Bank schieben.

- ⊕ Wird oft mehr motiviert durch Natur und Tiere als durch Zahlen und Buchstaben. Manche Kinder sind bereits Experten auf ihrem Gebiet, z. B. Angeln, Vulkane, Dinosaurier oder auch Computer. Das kann ihnen einmal hilfreich sein.
- ⊕ Kann sich mit ungeahnter Energie bis hin zur völligen Verausgabung einer Sache hingeben.
- ⊕ Kann im richtigen Moment voll da sein. Hartmann spricht z. B. von Jägern in einer Gesellschaft von Sammlern (Hartmann, 1997). Jäger – so meine ich – brauchen auch nicht ständig konzentriert zu sein, sondern im richtigen Moment ganz, und das kann schon wieder für eine Woche reichen.
- ⊕ Kann seine Ziele mit beispielloser Hartnäckigkeit verfolgen und dabei ein ungeahntes Stehvermögen unter Beweis stellen, wie z. B. Edison, der zehntausend Versuche brauchte, bis eines seiner Experimente gelang. Er gab nicht auf, sondern sagte, es sei ihm zehntausendmal gelungen, den falschen Lösungsweg zu beschreiben (Neuhaus, 1996). Gerade diese Hartnäckigkeit kann eine ihrer ganz großen Stärken darstellen.
- ⊕ Großes Potential an Kreativität und Phantasie, was ihnen ebenfalls in vielen Berufen sehr nützlich sein kann. Kann auch aus dem Nichts etwas machen, z. B. etwas für ein notleidendes Tier bauen.
- ⊕ Oft verbunden mit der Bereitschaft, für etwas Sinnvolles große Opfer zu erbringen.
- ⊕ Ist zu ungewöhnlichen Assoziationen und genialen Ideen fähig.
- ⊕ Ist bei entsprechendem Begabungspotential deshalb auch zu herausragenden Leistungen fähig, z. B. Einstein, Edison, Mozart oder Bill Gates.

7. Stimmungslabilität

- ⊖ Schnell gereizt und auf 180 – oder zu Tode betrübt.
- ⊕ Kann auf der anderen Seite auch schnell vergessen, Enttäuschungen wegstecken und immer wieder neu anfangen.

8. Selbstwertgefühl im Keller

- ⊖ Manchmal nach außen der „Powerman" oder der „Clown" – allerdings mit einem hochsensiblen Kern
- ⊕ Kann sich aber auch viel zutrauen und mit großer Beharrlichkeit große Ziele verfolgen, wie bereits geschildert.
- ⊕ Ist in gefährlichen Situationen oft voll da, kann sich unter diesen Voraussetzungen gut einschätzen, sehr selbstbewusst handeln und meistert die Situation oft entsprechend. Manche Kinder haben einen Hang zum Abenteuer und werden später Feuerwehrleute, Polizisten oder nehmen herausfordernde Zusatzaufgaben in ihren Berufen an.

9. Sozialverhalten – oft eine Katastrophe

- ⊖ Mangelnde Einschätzung von sich und den anderen.
- ⊖ Integration in eine Gruppe – meist schwierig, z. B. wegen ihrer Impulsivität.
- ⊖ Bekommt schnell die Rolle des Außenseiters zugeschrieben.
- ⊕ Eine ihrer herausragenden Eigenschaften ist dagegen die Hilfsbereitschaft, häufig verbunden mit Freundlichkeit und auch einem gewissen Charme.
- ⊕ Mit ihrem Charme können sie andere (das andere Geschlecht oder Geschäftspartner) manchmal „um den Finger wickeln" oder sich damit aus unangenehmen Situationen befreien, in die sie ihre Vergesslichkeit gebracht hat.
- ⊕ Das Kind ist oft gutmütig und versöhnungsbereit. Bei anhaltenden Verletzungen können Beziehungen aber auch endgültig abgebrochen werden.
- ⊕ Kann auch besonders einfühlsam auf andere eingehen, wie es z. B. Seelsorger und Therapeuten brauchen.
- ⊕ Hat hohen Gerechtigkeitssinn – auch für andere.

Aus christlich-psychologischer Sicht

Kann man bei so vielen Stärken eigentlich vordergründig nur von einer Störung reden? Das führt mich zu folgenden Überlegungen: Hat Gott vielleicht eine gewisse Bandbreite im Aufmerksamkeitsverhalten und im Aktivitätsniveau gewollt und in seiner Schöpfung so vorgesehen? Und: Sind nur die äußersten Spitzen dieser Bandbreite pathologische Zeichen einer gefallenen Welt?

Ist unsere Gesellschaft vielleicht zu ungeduldig mit diesen Kindern (und manchmal auch mit Erwachsenen, die immer noch darunter leiden)? Sie brauchen mehr Toleranz und weniger Tendenzen zur Vereinheitlichung. Die aber sind ökonomischer. Vielleicht verläuft die Sozialisation in unserer Gesellschaft inzwischen tatsächlich zu einseitig. Das heißt, wir müssten verschiedene Arten des Lernens wieder als Vorteil entdecken, verschiedene Begabungspotentiale fördern. Mit diesen Fragen, die unsere Sicht von ADS erweitern können, möchte ich die Liste der Stärken aus einer christlich-psychologischen Sicht kommentieren.

Diese Liste kann einen Anhaltspunkt bieten, sich in die Stärken und Schwächen eines bestimmten Kindes hineinzudenken. Bedenken Sie aber bitte: Jedes Kind ist anders, und auch jedes ADS-Kind ist anders. ADS kann in unterschiedlichen Varianten auftreten, z. B. verbunden mit verschiedenen Lernstörungen, Angstzuständen, Depressionen, einer Neigung zu Risiko und Abenteuer, zur Sucht oder ADS bei besonders schöpferischen Menschen. Darauf weisen Hallowell und Ratey (1998, S. 231ff) hin. Diese Unterschiede sind im Erwachsenenalter besonders deutlich zu erkennen. Doch auch bei diesen Autoren handelt es sich noch um eine grobe Klassifikation.

Deshalb mein Vorschlag: Fertigen Sie eine individuelle Liste an – nur für Ihr Kind – und fragen Sie Gott, wie er Ihr Kind sieht. In 1. Samuel 16,7 heißt es dazu passend: „Der Mensch sieht, was vor Augen ist, aber der Herr sieht auf das Herz." Sie können dazu die unten erläuterte praktische Übung durchführen oder sich eine eigene Liste anfertigen. Die Ergebnisse Ihrer Überlegungen können Sie dann mit Ihrem Partner besprechen, oder Sie machen es beide gleichzeitig und vergleichen anschließend. Wenn Sie alleinerziehend sein sollten, können Sie Ihre Ergebnisse auch mit einer anderen nahestehenden Person besprechen.

Vielleicht gehören Sie zu den Menschen, die zuletzt im Konfirmanden- bzw. Kommunionsunterricht in der Bibel gelesen haben. Die Bibel stellt wie kein anderes Buch den Wert des Menschen heraus, und das unabhängig davon, ob er die Möglichkeit erkennt, eine Beziehung zu seinem Gott einzugehen und diese Möglichkeit dann auch ergreift. So würde ich Ihnen gerne einen Abschnitt aus Psalm 139 nahe bringen, der gut beschreibt, wie Gott die Menschen an sich und auch Kinder mit ADS sieht:

Denn du (angesprochen ist Gott) bildetest meine Nieren.
Du wobst mich in meiner Mutter Leib.
Ich preise dich darüber, dass ich auf eine erstaunliche,
ausgezeichnete Weise gemacht bin.
Wunderbar sind deine Werke, und meine Seele erkennt es sehr wohl.
Nicht verborgen war mein Gebein vor dir, als ich gemacht wurde im Verborgenen, gewoben (dieses hebräische Wort bezeichnet speziell das Weben kostbarer Stoffe – auch unter Benutzung von Gold- und Silberfäden)
in den Tiefen der Erde.
Meine Urform (wörtlich: „Mein Ungeformtes" – gemeint ist der Embryo)
sahen deine Augen.
Und in dein Buch waren sie alle eingeschrieben, die Tage, die gebildet wurden,
als noch keiner von ihnen da war.

Psalm 139,13-16

Die Erklärungen zum hebräischen Urtext habe ich in Klammern gesetzt. Ist es nicht aufregend, dass Gott uns schon so lange kennt, sich Gedanken über unser Leben gemacht hat und sogar „Gold- und Silberfäden" eingearbeitet hat. Diese Gold- und Silberfäden sind in jedem dieser Kinder zu finden, auch wenn wir nicht mehr im Paradies leben, sondern in einer „gefallenen Schöpfung", zu der Tod und Leid, Krankheit und Schmerz, Tränen und Trauer, manchmal auch Miss- und Fehlgeburten leider dazugehören. Doch dabei sollten wir nicht stehen bleiben. Lassen Sie uns vielmehr diese Gold- und Silberfäden anschauen – gerade bei den betroffenen Kindern und eventuell dann auch bei uns selbst. Dazu lade ich Sie nun mit der folgenden Übung ein.

Praktische Übung: Eine neue Sicht finden

1. *Nehmen Sie sich ein ADS-Kind vor, das Sie kennen.*
   Es kann auch ein Jugendlicher oder Erwachsener sein.

2. *Steht aktuell etwas zwischen Ihnen und diesem Kind? Falls ja, nehmen Sie dies doch erst einmal mit ins Gebet und bitten Sie Gott um Vergebung, wenn Sie „negative" Gedanken über dieses Kind haben.*

3. *Bitten Sie Gott, Ihnen eine neue Sicht von diesem Kind zu schenken.*

Lassen Sie sich jetzt in der Stille zeigen, welchen Wert es in Gottes Augen hat, und notieren Sie Ihre Eindrücke:

Lassen Sie sich zeigen, welche Stärken es hat:

Lassen Sie sich zeigen, welche Schwächen es hat, wie und wozu sie von Jesus verwandelt werden können (wir sagen bei IGNIS öfters: „Gott macht aus Mist Dünger." Die Frage ist also, welcher Segen aus den Schwächen erwachsen kann):

Lassen Sie sich zeigen, wie diese Fehler und Schwächen Ihnen selbst zum Segen werden können, indem sie Sie herausfordern:

____

____

____

____

____

Lassen Sie sich zeigen, wie sehr es sich nach der Liebe Gottes sehnt:

____

____

____

4. *Bitten Sie Gott, dass diese neue Sicht sich in Ihnen verfestigt und Ihre weitere Beziehung zu diesem Kind prägt und neu gestaltet.*

Gott will uns helfen, diese Gold- und Silberfäden in unseren Kindern zu entdecken und unsere Sichtweise wirklich zu erneuern. Manchmal ist es dabei wichtig, über längere Zeit dran zu bleiben, bis diese Sichtweise in unserem Herzen fest geworden ist. Wenn wir die Stärken unseres Kindes klar vor Augen haben, können wir es darin gezielt fördern und es so in der Entwicklung seines Selbstwertgefühls besser unterstützen.

Übungen und Lehreinheiten zu den Bildern, die wir voneinander haben, sind schon ein fester Bestandteil der Christlichen Psychologie geworden. 1994 wurden sie in der Zeitschrift „Befreiende Wahrheit“ Nr. 3 von Werner May unter dem Titel „Gott schaut das Herz an“ zusammengefasst. Eine Neufassung für Eltern befindet sich im IGNIS-Jahrbuch 1999.

Dabei geht es eigentlich nicht darum, ein statisches Bild vom Kind zu empfangen, sondern das Kind an sich neu zu entdecken und mit Gott eine neue Sicht vom Kind zu bekommen. Das führt ganzheitlich betrachtet automatisch auch zu einer intensiveren Herzensbegegnung. Damit sind wir schon mitten im zweiten erzieherischen und seelsorgerlichen Auftrag an diesen Kindern, um den es im nächsten Kapitel gehen soll.

KAPITEL III

Das Herz der Kinder erreichen – ihr Selbstwertgefühl stärken

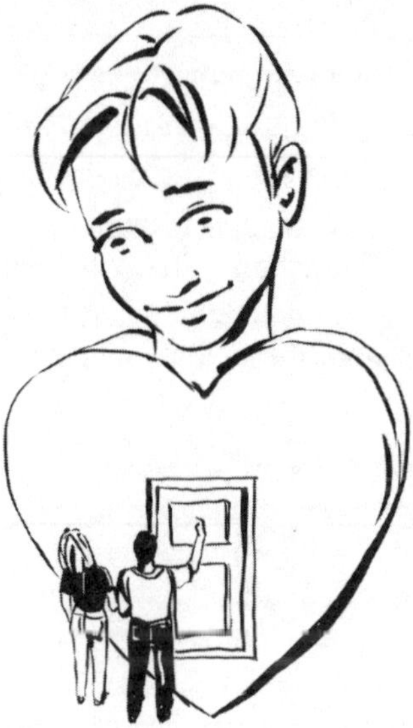

In diesem Kapitel erfahren Sie:

- Wie Sie das Kind in seinem Selbstwertgefühl stärken können
- Wie die innere Wachheit des Kindes gefördert werden kann
- Wie das Urvertrauen des Kindes wachsen kann
- Wie sehr Herzensbegegnung Gottes Anliegen ist
- Wie Sie mit allen menschlichen Sinnen die Botschaft Ihres Herzens zum Herzen des Kindes senden können
- Welche Erfahrungen in welchen Lebensbereichen wichtig sind, damit die Botschaft der Liebe beim Kind ankommt
- Welches Kommunikationsmuster ADS-Kindern hilft und wie das Familienklima dadurch anders werden kann
- Wie Sie mit dem eigenen inneren Schmerz umgehen können

Das Herz der Kinder erreichen

Kinder mit ADS brauchen Menschen, die sich ihnen ganz zuwenden, und das in einem besonderen Maße! Denn: Durch echte Herzensbegegnung wird ihr Selbstwertgefühl gestärkt, und das ist bei ihnen in der Regel schon früh angeschlagen. Echte Herzensbegegnung fördert sie aber auch in ihrer Wachheit und in ihrem Urvertrauen. Beides ist von großer Bedeutung für sie, weil sie häufig „schwer erreichbar" sind und manche außerdem ängstlich.

Die Steigerung der Beziehungsqualität hat zunächst nichts mit Medikamenten zu tun. Deshalb ist dies das zweite große Thema bei der Beantwortung der Frage, was ihnen außerhalb von Medikamenten helfen kann. Bei manchen extrem betroffenen Kindern ist die Arbeit an der Beziehung aber leider erst denkbar, wenn durch die Gabe von Medikamenten die Voraussetzungen dafür geschaffen sind.

Wenn Sie mich fragen würden, welche Bibelstelle ich für diesen zentralen Auftrag der Beziehung am wichtigsten finde, so würde ich antworten: „Maleachi 3,23-24". Es ist eine Bibelstelle, die genau am Thema dieses Kapitels ansetzt. Nun möchte ich Sie einladen, diese Stelle einmal näher zu betrachten. Dort heißt es:

> **Ich (Gott) sende euch den Propheten Elija, bevor der große**
> **und schreckliche Tag kommt, an dem ich, der Herr, Gericht halte.**
> **Er wird das Herz der Eltern den Kindern zuwenden**
> **und das Herz der Kinder zu den Eltern.**
> **Er wird beide miteinander versöhnen, damit ich nicht das ganze Volk**
> **vernichten muss, wenn ich komme.**
>
> **Maleachi 3,23-24 (Gute Nachricht)**

Es ist Gottes Absicht für Eltern und Kinder, dass sich ihre Herzen zueinander bewegen. Mit dieser Aussage schließt das Alte Testament ab – es sind die letzten Verse. Das Neue Testament greift dies gleich am Anfang des Lukasevangeliums (Kapitel 1,17) wieder auf. Schließlich lesen wir noch den Hinweis auf den großen und schrecklichen Tag des Herrn. Dies zeigt die zeitliche Spannweite auf, in der uns dieser Auftrag begegnet. Denn angefangen vom Alten

Testament über das Neue Testament bis hin zum letzten Tag ist es Gottes Absicht, dass sich die Herzen von Eltern und Kindern zueinander wenden. Wir leben also mitten in dieser Zeit.

Unsere Gesellschaft wird kälter

Doch unsere Gesellschaft scheint immer mehr in die entgegengesetzte Richtung abzudriften. Beziehungen werden unverbindlicher. Die Individualisierung der Lebenswelten schreitet voran (achter Bundesjugendbericht). Vereinzelungstendenzen, die ebenfalls im achten Jugendbericht des Bundesministeriums für Familie, Senioren, Frauen und Jugend (1993) als kennzeichnend für die Entwicklung der Jugendlichen herausgestellt wurden, breiten sich weiter aus. Als ich zu dieser Zeit ein Kinder-, Jugend- und Beratungszentrum in Bremen leitete, konnte ich in unserem Stadtteil gut beobachten, wie selten echte Freundschaften geworden sind. Der Bundesjugendbericht traf in diesem Umfeld ziemlich genau zu.

Die Menschen sind aufgrund vielfachen Fortschrittes weniger aufeinander angewiesen. Misstrauen kann wachsen. „Wenn die Schweine mir mein Vorderrad abbauen, dann baue ich eben das vom nächsten Fahrrad ab“, sagte mir einer, der gerade vor unserer Einrichtung an seinem Rad herumbastelte und in der Schule zum Opfer von Diebstahl geworden war. Es herrschte nicht selten die Maxime: „Mir hat keiner was zu sagen! Ich mach’, was ich will! Ihr könnt mich doch alle mal!“

Sicher, so ist es nicht immer und überall, aber spüren nicht auch wir in unserer Umgebung etwas von dieser Entwicklung? Dazu kommen die harten Fakten: Die Zahl der Ehescheidungen z. B. ist in den letzten Jahren kontinuierlich gestiegen. 200 000 Ehen endeten allein im vorletzten Jahr vor dem Familienrichter. Davon betroffen waren jährlich 150 000 Kinder. Gerade die jüngeren Kinder wünschen sich oft noch nach Jahren, dass Vater und Mutter sich wieder versöhnen, und die Familie – aus Sicht der Kinder – wieder hergestellt wird. Das zeigen viele Studien, z. B. von Wallerstein & Blakeslee (1989), aber auch in der Erziehungsberatung erzählen die Kinder von dieser Sehnsucht. Außerdem treten Langzeitfolgen auf, die besonders im zwischenmenschlichen Bereich liegen (siehe Kristahn, 2000). Viele Ehen werden allerdings gar nicht mehr offiziell geschlossen. Für

Kinder aus diesen Beziehungen ist die Wahrscheinlichkeit, dass Vater und Mutter sich wieder trennen, noch um ein Vielfaches höher.

Wir finden in der Bibel dazu einen interessanten Hinweis. Im Matthäusevangelium heißt es in einer der Endzeitreden Jesu:

> **Und weil der Unglaube/die Gesetzlosigkeit überhand nimmt, wird die Liebe der meisten/in vielen erkalten.**
>
> **Matthäus 24,12**

Mir erscheint es wichtig, sich einer erkaltenden Zeit entgegenzustellen. Wenn Christen es nicht tun, wer soll es tun, und aus welcher Kraft heraus soll es geschehen? Im Dunkeln kann das Licht noch besser leuchten. Ich denke, dass das vielen Menschen neue Perspektive und neue Hoffnung geben kann. Schließlich hat Gott selbst uns Zugang zu einer neuen Liebe gegeben:

> **Die Liebe Gottes ist ausgegossen in unsere Herzen durch den Heiligen Geist.**
>
> **Römer 5,5b**

Für mich lauten die entscheidenden Fragen im Zusammenhang mit dem erzieherischen Auftrag aus Maleachi 3 so:

- Wie kann das Selbstwertgefühl gestärkt werden?
- Wie kann das Kind in seiner Wachheit wachsen?
- Wie ist das Urvertrauen zu fördern?
- Und schließlich: Welche Wege zum Herzen des Kindes gibt es, und wie kann es dabei zu einer Herzensbegegnung kommen?

Diesen Fragen soll nun der Reihe nach Raum gegeben werden. Dabei ist ein zentrales Anliegen, besonders der letzten Frage nachzugehen und konkrete Vorschläge zu machen. Für die betroffenen Kinder ist das von entscheidender Bedeutung. Da sie oft sehr sensibel sind, spüren sie schnell, in welcher Haltung ihnen begegnet wird. Begegnet ihnen Offenheit, Annahme, und Wohlwollen, dann fördert das ihre Aufmerksamkeit und ihre Motivation. Manchmal können sogar Lehrer ihr Herz derart gewinnen, dass Kinder mit ADS, wenn auch nicht für sich, so doch für ihren Lehrer oder ihre Lehrerin lernen.

Das Selbstwertgefühl stärken

Jedes Kind benötigt ein gutes Selbstwertgefühl, um sich gesund entwickeln zu können. Nach einer neueren Statistik haben aber

85 % aller ADS-Kinder Selbstwertprobleme und emotionale Probleme,

80 % haben Lernprobleme und

65 % soziale Anpassungsprobleme

(Aust-Claus und Hammer, 1999).

Ein negatives Selbstwertgefühl ist eine häufige und schwerwiegende Folge von Aufmerksamkeitsdefiziten und Hyperaktivität. Kinder bekommen z. B. den Eindruck, dass sie dumm, verrückt oder einfach nur anders sind als alle anderen. Diese sekundäre, d. h. in der Folge entstandene Symptomatik kann wiederum die primäre, d. h. die ursprüngliche verstärken.

Wenn wir uns die Gegenüberstellung der Stärken und Schwächen vor Augen führen, wird schnell klar, warum diese Schwierigkeiten entstehen können. Manchmal wird ihnen auch gesagt, sie seien dumm, faul, unwillig oder böse. Es gibt viele Enttäuschungen, die sie mit Erwachsenen, aber auch mit Gleichaltrigen erleben. Da sind besonders die hyperaktiven Kinder gefährdet. Die Sensibel-Verträumten ziehen sich eher vorschnell zurück und verpassen so die Chance dazuzugehören.

Zum anderen haben ADS-Kinder in der Schule trotz normaler Intelligenz oder nicht selten sogar überdurchschnittlich ausgeprägter Intelligenz häufig Lernschwierigkeiten, die auf ihre Probleme mit der Aufmerksamkeit, dem Kurzzeitgedächtnis und ihrer Unstrukturiertheit zurückzuführen sind. Hinzu kommen viele Ermahnungen durch die Lehrkraft wie „Träum nicht!“, „Bleib sitzen!“, „Wo sind deine Sachen?“.

Zu Hause geht es so weiter. Sie erfahren nicht selten über den gesamten Tag verteilt Zurechtweisungen und Gestiken der Ablehnung. Dies hängt auch damit zusammen, dass ADS-Kinder etwa achtmal häufiger als andere Probleme bei den Hausaufgaben machen, ebenfalls etwa achtmal häufiger Schwierigkeiten bereiten, wenn Mutter telefoniert, und sogar 13mal häufiger, wenn Besuch kommt. Beim Zubettgehen, beim Erledigen von Aufträgen und bei den Mahlzeiten gibt es in betroffenen Familien immerhin noch dreimal häufiger „Problemkinder" als in nicht betroffenen.

Für die Eltern zeigt dies eindrucksvoll: Klagen Sie sich nicht an, schlechte Eltern zu sein und in der Erziehung versagt zu haben. Lassen Sie sich auch nicht von anderen abstempeln. Wer kein ADS-Kind hat, ist kaum in der Lage, Ihren Alltag zu beurteilen.

Weil diese Kinder so viele Schwierigkeiten mit ihrer Umgebung haben, bekommen sie auch ständig Kritik zu hören, und weil sie kritisiert werden, haben sie wieder Probleme. Das ist ein Kreislauf, aus dem sie ohne Hilfe schwer herausfinden. Bis zu 200mal täglich wird ein ADS-Kind laut Statistik kritisiert und oft nicht ein einziges Mal gelobt (Aust-Claus und Hammer, 1999).

An dieser Stelle ist jede Mutter und jeder Vater gefragt, den von Gott zugedachten Platz in der Erziehung einzunehmen. Versuchen Sie zumindest, es in Ihrer Familie nicht so weit kommen zu lassen, wie gerade beschrieben. Ich hätte folgenden Vorschlag für Sie:

! **Führen Sie eine Woche lang ein Tagebuch darüber, wie häufig Sie das Kind loben, ermutigen, liebkosen, anlächeln und im Gebet segnen (siehe Römer 12,14b). Auf der anderen Seite können Sie aufführen, wie häufig Sie es anschreien, schlagen, tadeln, mit Blicken oder mit Ignorieren bestrafen und nicht für es beten. Allein die Tatsache, dass Sie sich dies bewusst machen, kann schon eine Veränderung auslösen. Besprechen Sie dies dann mit Ihrem Partner bzw. mit einer nahestehenden Person, falls Sie alleinerziehend sind, und bringen Sie Ihre Ergebnisse gemeinsam vor Gott.**

Nun sollten wir beim Thema Selbstwert einen Schritt weitergehen. In der Tat halte ich es aus Sicht einer Christlichen Psychologie für eines der bedeutendsten Themen für diese Kinder.

Selbstwerterziehung bei ADS

In der Fachliteratur ist der Ansatz weit verbreitet, die Inseln der Kompetenz zu entdecken und gezielt zu fördern. Dazu kann eine Zusammenarbeit aller beteiligter Bezugspersonen von großem Vorteil sein, also auch Lehrer, Kindergärtnerinnen, Kinderärzte, Therapeuten und auch die Mitarbeiter in der gemeindlichen Kinderarbeit. Aust-Claus und Hammer (1999) haben das mit ihrem OptiMind-Konzept besonders herausgestellt.

Aus christlich-psychologischer Sicht greift dieser Ansatz allein jedoch zu kurz, weil Wert vor allem durch Beziehung entsteht (Werner May, 2000). Die Übung „Ein neues Bild finden" hat uns schon in diese Richtung gewiesen. Es geht nicht nur um die Stärken des Kindes, sondern dass wir mit Jesus und durch Jesus eine neue Beziehung zum Kind erhalten. Für das Kind ist entscheidend zu erleben, dass es jemandem wertvoll ist, und nicht nur, dass es Stärken hat.

Insofern ist es notwendig, an dieser Stelle einen Schritt weiter zu gehen als in der säkularen Literatur. Diese Person, der das Kind wertvoll ist, muss aus Sicht des Kindes zwei Bedingungen erfüllen:

1. das Vertrauen des Kindes besitzen und
2. ihre Meinung muss für das Kind wichtig sein.

Kinder brauchen die Gewissheit, im Herzen von Mutter und Vater einen besonderen Platz zu haben. Gesunde Herzensbeziehungen sind eine Voraussetzung für eine stabile Entwicklung ihres Selbstwerts.

Das gilt auch, wenn die Eltern sich getrennt haben. Für die Kinder bleibt die Mutter die Mutter und der Vater der Vater. Sie wünschen sich oft noch nach Jahren die beiden als glücklich vereintes Paar zurück. Wenn der Kontakt zu einem Elternteil dennoch verloren gegangen ist, ist es für das Kind umso wichtiger, zu wissen, dass es einen Platz im Herzen des verbliebenen Elternteils hat. Für viele Kinder in unserer Gesellschaft ist diese Unsicherheit aber eine tagtägliche Realität. Genauso kann dieses Szenario aber auch bei Anwesenheit beider Elternteile eintreten. Eine vollständige Familie ist noch keine Garantie für echte Herzensbeziehungen. Die innere

Einheit, von der die Bibel oft spricht, kann in einer solchen Familie ebenso verloren gegangen sein.

Kinder brauchen also die Sicherheit, für den andern von besonderer Bedeutung zu sein, Raum in seinem Herzen zu haben und wertvoll zu sein. Genauso empfinden wir Eltern es ja auch in Hinblick auf Gott, den Vater. Er ist das Vorbild unserer Elternschaft. Entsprechend diesem Vorbild möchte er, dass sich die Herzen der Eltern zu den Kindern wenden und die Herzen der Kinder zu den Eltern (Mal. 3,24). Dazu hat er uns auch seinen Geist gegeben:

Denn Gott hat uns nicht einen Geist der Furchtsamkeit gegeben, sondern der Kraft und der Liebe und der Besonnenheit. **2. Timotheus 1,7**

Wenn Kinder dieses offene Herz erleben, wachsen sie in ihrer Identität und ihrem Selbstwert.

Wie es aussehen kann, wenn uns eine Beziehung sehr wichtig ist, sollen die folgenden Beispiele (in Anlehnung an May, 2000) zeigen:

Wenn mir mein Kind wertvoll ist, dann ...

- gehe ich vorsichtig mit ihm um, weil ich es nicht verletzen, sondern verstehen will (wie mit dem Lack eines neu gekauften Autos).
- schaue ich es hingegeben und liebevoll an, gebe ihm Raum, lasse es an mein Herz heran (wie ein Lieblingsfilm, der mir immer wieder Tränen der Rührung in die Augen treibt).
- verbringe ich freiwillig viel Zeit mit ihm (wie mit meinem Hobby).
- spreche ich von Herzen positiv über mein Kind (wessen Herz voll ist, dessen Mund geht über ...).

Weiter unten wollen wir uns noch ausführlich mit den Möglichkeiten befassen, dem Herzen des Kindes zu begegnen und dadurch Wert zu vermitteln.

Leistungsorientierung und Selbstwert

Wenn uns eine Beziehung sehr wichtig ist, fällt es uns auch leichter, verbale oder non-verbale Botschaften zu vermeiden, die ausdrücken:

- wenn du dich erwünscht verhältst, gehörst du dazu.
- wenn du dich so verhältst, wie es mir gefällt, bist du geliebt.

Durch solche Botschaften kann das Kind in die Falle der Leistungsorientierung geraten. Manche von uns Eltern sind als Kinder auch hineingeraten. Einige kommen nur schwer wieder heraus.

Um die Liebe nicht zu verlieren, orientiert sich das Kind mehr und mehr an seinen Bezugspersonen. Dabei verliert es den Kontakt zu seinem eigenen Herzen. Es kennt wohl die Wünsche und Forderungen der Umgebung, von der es abhängig ist, nicht aber die eigenen Bedürfnisse. Es gerät in eine Welt der Kontrolle. Dies ist eine Welt, in der es die Liebe und Zuwendung aller ihm wichtigen Personen sichern kann, wenn es sich wohlverhält. Das Kind gibt „Leistung" für Liebe. Deshalb spricht man auch von einer Leistungsorientierung. Ich bekomme Liebe für die richtige Leistung. Dabei mache ich meinen Wert von anderen Personen abhängig. Das geschieht häufig im Erwachsenenalter noch so.

Um aus diesem Dilemma herauszukommen, brauche ich immer wieder neue Begegnungen mit der Liebe Gottes. Bei ihm kann und darf ich nichts leisten, um mir seine Liebe und Zuwendung zu verdienen. Seine Liebe führt mich dahin, wieder einen Zugang zu meinem Herzen zu finden und auch verschüttete Bedürfnisse wieder wahrnehmen zu können.

Wenn es mir aber schwer fällt, mein Kind als wertvoll zu erleben, dann kann es mit eigenen Enttäuschungen und Schmerz zusammenhängen. Es kann auch mit meinem eigenen Selbstwerterleben wie oben beschrieben zusammenhängen oder mit beidem. Die Frage lautet also auch: „Wie erlebe ich, die Mutter, der Vater, die Erzieherin oder Lehrerin meinen Selbstwert?

? Wie erlebe ich meinen Selbstwert?

Erwachsene, die dieses Anliegen bei sich wahrnehmen, sollten sich nach der Liebe Gottes und seiner Wertschätzung ausstrecken. So können sie peu à peu auch ihren Wert in zwischenmenschlichen Beziehungen entdecken.

Bei Kindern gilt dies eher umgekehrt (May, 2000). Gott benutzt zunächst Menschen, damit sie ihren Wert erfahren. Dann finden sie leichter einen Zugang zu Gottes Wertschätzung und Liebe. Wer irdische Vaterschaft positiv erlebt hat, kann sich aller Wahrscheinlichkeit nach auch eine himmlische Vaterschaft leichter vorstellen und Zugang zu seinem Vater im Himmel finden. Von ihm kommt alle echte Vaterschaft. Er selbst ist das Urbild der Vaterschaft (Eph. 3, 14-15).

Wachheit fördern

Wir alle haben schon erfahren, wie es ist, jemandem auf einer tiefen Herzensebene zu begegnen. Wir konnten den anderen annehmen und wurden angenommen; wir verstanden und wurden verstanden; wir vertrauten und uns wurde vertraut. Wir spürten etwas von dieser außergewöhnlichen Einheit – manchmal sogar ohne viele Worte. Dann waren wir mit unserem ganzen Sein voll präsent, mühelos konzentriert, hellwach eben. Echte Herzensbegegnung hilft in gleicher Weise, die Wachheit der Kinder zu fördern. Sie hilft ihnen, die Botschaft der Annahme, der Geborgenheit und des Wohlwollens ganzheitlich aufzunehmen.

Ganzheitlich heißt nicht nur mit ihren äußeren Sinneskanälen. Wir nehmen auch mit unserem Herzen wahr. Mir persönlich wurde dies besonders eindrücklich, als ich auf eine Passage aus dem Epheserbrief stieß. Es ist das Gebet von Paulus für die Christen in Ephesus:

> **Er (gemeint ist Gott) erleuchte die Augen eures Herzens, damit ihr wisst, was die Hoffnung seiner Berufung, was der Reichtum der Herrlichkeit seines Erbes in den Heiligen und was die überschwängliche Größe seiner Kraft an uns, den Glaubenden, ist, nach der Wirksamkeit der Macht seiner Stärke.**
> **Die hat er in Christus wirksam werden lassen, indem er ihn aus den Toten auferwecket und zu seiner Rechten in der Himmelswelt gesetzt hat, hoch über jede Gewalt und Macht und Kraft und Herrschaft und jeden Namen, der nicht nur in diesem Zeitalter, sondern auch in dem zukünftigen genannt werden wird.**
> **Epheser 1,18-21**

Paulus betet hier für die Wahrnehmungsfähigkeit des Herzens und für seine „Augen“. Die Wachheit der inneren Wahrnehmung ist nötig, um zu der beschriebenen Gewissheit über unsere Berufung, unser geistliches Erbe und die Größe seiner Kraft, mit der er an uns wirkt, zu kommen. Auch in anderen Bibelstellen wird über die Wahrnehmungsfähigkeit des Herzens berichtet. In Offenbarung 3,18 z. B. rät der Herr den Christen in Laodicea, Augensalbe von ihm zu kaufen, damit sie sehen können. Gemeint sind nicht – wie sich mit einem Blick auf die Textstelle schnell nachvollziehen lässt – die Augen, mit denen wir sehen, sondern die inneren Augen.

Aufgrund dieser Bibelstellen spreche ich nicht gern vom schlummernden Geist, wie es das amerikanische Seelsorgeehepaar John und Paula Sandford (1991,1992 und 1994) tut, sondern eher von unserem Herzen, das Gott wach machen möchte. Dies geschieht nicht nur in Bezug auf geistliche Wahrheiten durch die Begegnung mit ihm selbst, sondern auch durch die Herzensbegegnung sich nahe stehender Personen, wie es uns bei Maleachi in der bereits betrachteten Passage vor Augen gestellt wird.

In welchen Bereichen wirkt sich diese innere Wachheit allgemein aus? In Anlehnung an John und Paula Sandford (1994) fasse ich dies im nächsten Kasten einmal grundsätzlich zusammen.

- Im Gottesdienst Gottes Gegenwart empfinden, oder gilt das nur für die anderen?
- Im persönlichen Gebet Gottes Gegenwart und Kraft erleben, oder reichen die Gebete „nur bis zur Decke“?
- Gottes Stimme hören, d. h. auf verschiedenen Wegen verstehen, was er mir zu sagen hat, oder habe ich eher das Gefühl, Gott redet nicht mit mir?
- Von Gott mit neuen Ideen und kreativen Möglichkeiten zur Umsetzung inspiriert werden.
- Durch Bücher, Kunst oder andere Kulturgüter inspiriert werden.
- Von der Natur inspiriert werden, Gottes Handschrift darin erkennen und dankbar werden (Röm. 1,20-21).
- Erfahrungen der Vergangenheit heute noch präsent haben, oder begehen wir dieselben Fehler immer wieder?

- Von Möglichkeiten, die noch in der Zukunft liegen, jetzt schon so angespornt werden, dass wir kluge, zukunftsorientierte Entscheidungen treffen können, oder schauen wir so auf die momentanen .Verhältnisse, dass wir uns daran gebunden fühlen?
- In einer Unterhaltung spüren, was der Gesprächspartner sagen will, noch bevor er es ausgesprochen hat, oder müssen wir versuchen, seine Gedanken und Gefühle rein verstandesmäßig zu erfassen?
- Eine enge Beziehung zu mehreren guten Freunden haben, auch über eine größere Distanz hinweg eine Freundschaft aufrechterhalten, oder stehen wir immer wieder vor zerbrochenen oder gar keinen Freundschaften?
- In der Ehe die Sexualität als eine so erfüllende, innige und letztlich geistliche Erfahrung erleben, dass man nur den Ehemann/die Ehefrau als Geschlechtspartner begehrt.
- Sich selbst als gesunden Menschen mit einer positiven Grundeinstellung zum Leben erfahren oder ängstlich-misstrauisch durchs Leben gehen.
- Nach leichten Krankheiten schnell wieder fit werden oder nur langsam auf die Beine kommen?
- Unser Gewissen hat Kraft genug, um uns rechtzeitig zu alarmieren, oder wird es erst im Nachhinein aktiv und sagt uns, was wir falsch gemacht haben?

Diese Beispiele sprechen von einer Begegnung – mit Gott, mit unserem Partner, mit Freunden, unserer gesamten Umgebung oder auch mit Teilen unserer eigenen Persönlichkeit. Kinder befinden sich in Bezug auf viele dieser Bereiche noch in der Entwicklung.

Um Wachheit zu entwickeln, brauchen sie solche Herzensbegegnungen von Vater und Mutter, Opa und Oma, Lehrer und Lehrerin, auch von Mitarbeitern im Gemeindekinderdienst und anderen Bezugspersonen. Echte Begegnung führt zu einer inneren Wachheit und fördert die Wahrnehmungsfähigkeit des Herzens. Sie kann ihnen helfen, offen, wach und zugewandt auf das Leben zuzugehen, nicht naiv, sondern mit der Fähigkeit, sich und andere richtig einzuschätzen. Das heißt auch misstrauisch zu sein, wenn es dafür einen Anlass gibt, und zu vertrauen, wenn „die Luft rein ist".

Gerade dieses innere Gespür bringen Kinder mit ADS nicht so leicht auf. Oft sind sie zu gutmütig und bemerken negative Folgen erst spät. Herzensbegegnungen können ihnen helfen, sensibler zu werden und Untertöne auch im sozialen Kontakt besser wahrzunehmen.

Dieses Prinzip scheint auch Gott zu gebrauchen, wenn es in Psalm 22,10 heißt:

> **Ja, du bist es, der mich aus dem Mutterleib gezogen hat, der mir Vertrauen einflößte an meiner Mutter Brüsten.**

Damit wären wir schon beim nächsten Abschnitt.

Urvertrauen fördern

Wenn sich die Herzen zueinander wenden, so würde noch ein Drittes geschehen. Die Kinder würden in ihrem Urvertrauen gestärkt werden.

Urvertrauen bedeutet zweierlei:

- Abwesenheit von Angst und
- Offenheit für die Situation, d. h. egal wo ich bin, außer in echten Bedrohungssituationen, ich fühle mich sicher und bin ermutigt, meine Umgebung zu erkunden (May, 1998).

Dabei kann man darüber diskutieren, ob die Ängste wirklich nicht vorhanden sind oder mich nur nicht davon abhalten können, meine Umgebung zu erkunden und mich den Herausforderungen zu stellen. Das Resultat ist in jedem Fall dasselbe, und genau dies ist eine wichtige Voraussetzung für die Bewältigung von neuen Aufgaben, vor die jedes Kind durch seine Entwicklung gestellt wird. Mit zunehmendem Alter wird ihm immer mehr Selbständigkeit und Verantwortungsübernahme abverlangt. Zunächst geht es nur darum, die schützende Umgebung, z. B. die Mutter, für eine kurze Zeit zu verlassen. Für den Besuch des Kindergartens wird dann mehr Selbständigkeit vom Kind verlangt, für die Schule noch mehr usw.

Interessant ist, dass lange bevor es die Psychologie gab, die Bibel schon von diesem grundlegenden Vertrauen spricht:

An meiner Mutter Brüsten hast du mich Vertrauen gelehrt. **Psalm 22,10**

Martin Buber übersetzt dieses Psalmwort so:

Ja, Du bist's, der ... mich sicherte an der Brust meiner Mutter.

Gott braucht Menschen, um dieses Urvertrauen in Kindern wachsen zu lassen, die liebevolle Versorgung einer stillenden Mutter. Zu dieser inneren Sicherheit trägt aber auch der Körperkontakt und der Schutz des Erwachsenen bei. Das alles gibt kleinen Kindern – aber nicht nur ihnen – die innere Sicherheit und Unbeschwertheit, die sie brauchen. Es wächst in ihnen die Gewissheit des Geborgenseins und ein mutiges Ja zu einem Leben, das sie noch nicht kennen. Dieses Ur-Vertrauen sagt ihnen auch: Du kannst es schaffen!

Wir können aus dem Blickwinkel einer Christlichen Psychologie so zusammenfassen: Urvertrauen wächst durch

- Menschen, die verfügbar sind.
- Menschen, die einfühlsam sind.
- Gott selbst, der uns sicherte und immer noch bereit ist, uns zu sichern.

Er tat das für jeden von uns. Er ist auch weiter bereit, daran zu arbeiten. Wir brauchen ihn nur darum zu bitten und ihm unser Herz hinzuhalten. Falls wir es noch nie getan haben, können wir ihn bitten, in unser Herz zu kommen und dort die Dinge zu ordnen. Oder wir können es wieder neu tun mit der gleichen Bitte um Veränderung und Heilung. Urvertrauen hört nicht auf zu wachsen, egal, wie alt wir sind – durch die Beziehung zu Gott selbst und durch Menschen, die uns nahe stehen.

Vorschlag: Nehmen Sie sich doch jetzt einen Augenblick Zeit und fangen Sie an, für mehr Urvertrauen zu beten.

Es ist so entscheidend, dass sich die Herzen der Eltern zu den Kindern wenden und umgekehrt. In diesem Prozess lohnt es sich außerdem, unseren Kindern das Leben als etwas Kraftvolles und Erstrebenswertes zu vermittelt, etwas, das Freude beinhaltet, selbst wenn es unvorhersehbar ist.

Darum:

- Vermitteln Sie Ihrem Kind Freude daran, das Leben zu entdecken! Versuchen Sie sich selbst eine Entdeckerfreude zu erhalten, und leben Sie Ihrem Kind diese Freude vor, statt einer Grundhaltung der Bedrohung und Ängstlichkeit.

Eine solche oft unausgesprochene Grundhaltung von Eltern kann lauten: Das Leben steckt voller Gefahren! Wir müssen ständig auf der Hut sein, wo die nächste lauert! Diese Einstellung wird in den Kindern eine Ängstlichkeit erzeugen, die sie dann ins Leben mitnehmen.

Die positive Grundhaltung dagegen lautet: Es gibt vieles im Leben zu entdecken, das Freude macht – in der Natur, in zwischenmenschlichen Beziehungen, ja sogar in der Schule! Freu' dich auf die Entdeckungen! Es wird dir auch Schmerz begegnen, leider, aber er kann mit Jesus überwunden werden. Diese Einstellung wird Kindern helfen, mit Mut und Vertrauen ins Leben hineinzugehen.

Ein gesundes Vertrauen wird sie auf Dauer eher vor den verschiedenen Arten des Missbrauchs warnen, als eine generelle Unsicherheit und Ängstlichkeit. Zu einem gesunden Vertrauen gehört auch die Fähigkeit, die eigenen Grenzen besser einschätzen zu können und sie dann auch gegenüber anderen deutlich zu vertreten. Wirklich Nein sagen kann nur der, der auch von ganzem Herzen Ja zu sagen gelernt hat.

Wir haben in unserer Familie einmal ein herausforderndes Beispiel erlebt, wie ein Kind sich selbst vertraute und auch unser Vertrauen brauchte, um gestärkt zu werden:

Eines Tages, wir waren schon nach Kitzingen gezogen, äußerte eine unserer Töchter im Alter von dreieinhalb (!) Jahren den Wunsch, auf eine Zeltfreizeit an die Nordsee fahren zu dürfen. Diese Freizeit wurde von dem Kinder-, Jugend- und Beratungszentrum durchgeführt, das ich zuvor in Bremen geleitet hatte und das ihr bestens vertraut war. Da es aber im neuen Bundesland zu der Zeit noch keine Schulferien gab, wollte sie allein fahren. Schließlich kannte sie die Erzieherin doch sehr gut.

Weil sie nicht aufhörte, davon zu reden, mussten meine Frau und ich uns ernsthaft mit ihrem Anliegen auseinander setzen. Das hat längere Zeit in Anspruch genommen, aber sie ließ nicht locker. Wenn wir ihr sagen: „Das kannst du nicht. Du bist noch zu klein für so eine Zeltfreizeit“, dann würde das heißen: „Wir trauen dir das nicht zu. Du traust es dir zwar zu, aber deine Meinung über dich selbst ist falsch. Du kannst dich eben nicht richtig einschätzen.“ Eine solche entmutigende Botschaft wollten wir ihr nicht geben. Wir wollten ihr eher sagen: „Wenn du es dir zutraust, dann trauen wir es dir auch zu. Wenn du so fest von dir überzeugt bist, dann wirst du es auch schaffen.“

Wir beteten und erlaubten es. Wir sagten ihr, dass wir sie nicht im Stich lassen würden. Falls sie doch abgeholt werden müsste, würden wir kommen. Ich war bereit, einen ganzen Tag zu opfern – 600 km hin und 600 km wieder zurück – und wusste dabei nicht, welchen Tag es treffen könnte. Aber wir wollten ihr vertrauen und auch unserem Herrn.

Dann kam der Tag. Sie setzte sich in das Auto ihrer Tante, die sie bis dahin auch nur selten gesehen hatte, und fuhr mit ihr los Richtung Niedersachsen. An einer Raststätte wurde sie von der Erzieherin abgeholt, übernachtete am Wochenende schon mal bei ihr, und montags ging es los an die Nordsee. Sie sprach sehr viel von ihrer Mama und ihrer Schwester, mit der sie zu Hause ein Zimmer teilte. Sie machte die ganze Zeit gut mit und musste nicht abgeholt werden. Es gab dort noch ein anderes Kind in ihrem Alter. Am nächsten Wochenende, als die Freizeit beendet war, kam sie mit der Erzieherin wieder zu uns zurück.

Sie äußerte sich zufrieden. Als sie längere Zeit danach plötzlich damit anfing, sie würde doch gerne mal wieder die Erzieherin besuchen, war uns endgültig klar: Sie konnte sich sehr wohl richtig einschätzen.

Die Botschaft des Herzens weitergeben – wie geschieht das?

Sende die Herzensbotschaft der Liebe auf allen Kanälen. Alle Kanäle, was heißt das? Nun, Kinder mit einem Aufmerksamkeitsdefizit können Inhalte besser aufnehmen, wenn sie über verschiedene Sinnesorgane eintreffen. Es geht also um die verschiedenen Wahrnehmungskanäle, die unserem Körper zur Verfügung stehen.

Und was heißt Liebe? Liebe heißt kurz gesagt, den anderen zu bejahen, so wie er ist. Die Botschaft lautet: „Es ist gut, dass es dich gibt!“ Die zweite Botschaft heißt: „Darum möchte ich mit dir zusammen sein!“ Liebe beinhaltet den Wunsch, sich mit dem anderen vereint zu wissen.

Vielleicht spüren Sie hier schon den Schmerz der Enttäuschung, der sich über die Jahre angesammelt hat. Dann können Sie auch in diesem Kapitel beim Abschnitt „Was echte Begegnung hindert – vom Umgang mit dem Schmerz“ weiterlesen und später hierher zurückkehren.

Kommen wir nun zu den verschiedenen Sinneskanälen, und wie die Botschaft der Liebe konkret weitergegeben werden kann.

Hören

- Benutzen Sie aufbauende und stärkende Worte!
  Worte können freisetzen und festlegen. Sie können Segen oder Fluch bedeuten.

Kommunikation besteht nicht nur aus Hören und Sprechen. Der Sinn des Gesprochenen erschließt sich uns ganz wesentlich aus der begleitenden Wahrnehmung von Mimik, Gestik, Körperhaltung, auch aus Tonfall und Lautstärke, also insgesamt der sogenannten non-verbalen Kommunikation. Sie wissen schon: Der Ton macht die Musik.

Hören können wir erstaunlicherweise bereits, bevor wir auf die Welt kommen. Wir sind dann erst wenige Zentimeter groß und unsere Mutter ist im vierten Monat schwanger, aber unser Hörsystem funktioniert schon. Es stellt sehr früh für uns ein Tor zur Außenwelt dar. Später tut es dies übrigens auch in der Nacht, wenn andere Sinnesorgane pausieren.

Jakobus mahnt uns, die Wirkung unserer Worte, die andere hören, zu bedenken:

- Durch unsere Sprache steuern wir unsere Ziele an.
- Unsere Worte können ein Feuer anzünden.
- Unsere Zunge kann den ganzen Menschen verunreinigen.
- Aus unserem Mund geht Segen und Fluch hervor.

Wenn jemand nicht im Wort strauchelt, der ist ein vollkommener Mann, fähig, auch den ganzen Leib zu zügeln. Wenn wir aber den Pferden die Zäume in die Mäuler legen, damit sie uns gehorchen, lenken wir auch ihren ganzen Leib. Siehe, auch die Schiffe, die so groß und von heftigen Winden getrieben sind, werden durch ein sehr kleines Steuerruder gelenkt, wohin das Trachten des Steuermanns will. So ist auch die Zunge ein kleines Glied und rühmt sich großer Dinge. Siehe, welch kleines Feuer, welch großen Wald zündet es an! Und die Zunge ist ein Feuer, die Welt der Ungerechtigkeit. Die Zunge zeigt sich unter unseren Gliedern >als diejenige<, die den ganzen Leib befleckt und den Lauf des Daseins entzündet und von der Hölle entzündet wird.
Denn jede Art, sowohl der wilden Tiere als der Vögel, sowohl der kriechenden als der Seetiere, wird gebändigt und ist gebändigt worden durch die menschliche Art; die Zunge aber kann keiner der Menschen bändigen:
<sie ist> ein unstetes Übel, voll tödlichen Giftes. Mit ihr preisen wir den Herrn und Vater, und mit ihr fluchen wir den Menschen, die nach dem Bild Gottes

geschaffen worden sind. Aus demselben Mund geht Segen und Fluch hervor. Dies, meine Brüder, sollte nicht so sein. Die Quelle sprudelt doch nicht aus derselben Öffnung das Süße und das Bittere hervor? Kann etwa, meine Brüder, ein Feigenbaum Oliven hervorbringen, oder ein Weinstock Feigen? Auch kann Salziges nicht süßes Wasser hervorbringen. Jakobus 3,2b-12

Jesus sagt dazu:

Was aber aus dem Mund ausgeht, kommt aus dem Herzen hervor, und das verunreinigt den Menschen. Matthäus 15,18

Ihm geht es um die Veränderung unserer Herzen. Er selbst möchte in unserem Herzen wohnen und von uns dort hinein eingeladen werden. Dann wird er selbst zu dieser Quelle, aus der Süßes hervorsprudelt!

Viele Menschen haben in ihrer Kindheit erfahren, wie schwerwiegend ein einziger Satz sein kann, wenn er immer wiederholt wird oder in einen traumatischen Kontext hineinfällt: „Du machst mich noch verrückt", „Du hast zwei linke Hände", „So bekommst du nie einen Mann", „Bei dir ist Hopfen und Malz verloren", „Dafür bist du einfach zu dumm" oder einfach nur „Das wirst du nie schaffen" „Geh' weg!". Diese Liste ließe sich noch lange fortsetzen.

Die Bibel mahnt:

Tod und Leben sind in der Gewalt der Zunge. Sprüche 18,20

Beides ist möglich, doch wir sind zum Segnen berufen, nicht zum Fluchen (Röm. 12,15). Durch unsere Worte werden unsere Kinder gesegnet, weil mit ihnen Wertschätzung, Lob und Anerkennung ausgedrückt wird. Durch unsere Worte können Kinder aber auch in negativer Weise festgelegt werden.

Worte können aber auch umgekehrt ermutigen und ein enormes Selbstvertrauen freisetzen. Manche wissen immer noch, wie ihre Eltern zu ihnen sagten: „Wenn du nur wolltest, könntest du der Beste in deiner Klasse sein." Welche ermutigenden Sätze können wir unserm Kind von Herzen mitgeben?

> ? **Welche aufbauenden und freisetzenden Sätze fallen Ihnen für Ihr Kind ein? Was haben Sie ihm schon mitgegeben? Was wollen Sie ihm noch mitgeben?**

Falls Ihnen nichts einfällt, beobachten Sie Ihr Kind dabei, wie ihm etwas gut gelingt, und sagen Sie ihm dann, was Sie sehen! Sein Mut wird wachsen!

Schmecken und Sattsein

- Versorgen Sie Ihr Kind voller Liebe!

Das betrifft zuerst das Stillen und dann die ganze Nahrungsversorgung. „Liebe geht durch den Magen", sagt man.

Psalm 22,10 macht deutlich, dass wir an der Mutterbrust viel mehr trinken als Milch. Wir werden mit Vertrauen zum Leben gesättigt: siehe Abschnitt Urvertrauen oben.

Tasten, Berühren

- Bieten Sie Ihrem Kind reichlichen zärtlichen Körperkontakt an! Es gibt Berührungen und es gibt bedeutungsvolle Berührungen.

Im Laufe eines Tages finden viele Berührungen statt. Längst nicht alle sind von Bedeutung. Bedeutungsvolle Berührungen unterscheiden sich von anderen dadurch, dass sie aus dem Herzen kommen. Sie enthalten eine Botschaft. Es sollte eine Botschaft der Liebe und Wertschätzung sein, z. B. eine Umarmung, ein Kuss, ein Streichen über das Haar oder eine Segnung (vgl. G. Smalley, 1989). Kinder (und auch Erwachsene) brauchen solche bedeutungsvollen Berührungen.

Kinder zeigen aber auch, wann sie genug Körperkontakt erfahren haben. Eltern neigen manchmal dazu, das zu übergehen. Es ist jedoch besser, dies zu respektieren, um die Kinder in der Wahrnehmung und im Ausdruck ihrer Grenzen zu fördern. Angemessen und manchmal auch entschieden Nein sagen zu lernen ist ein wichtiger Schutz vor Missbrauchserfahrungen!

- Praktizieren Sie eine liebevolle Grenzsetzung!
  Versteht das Kind die dahinter liegende Absicht?

Kinder brauchen Grenzen – ohne Frage. Aber geschieht die Disziplinierung aus dem Affekt heraus oder so, dass die dahinterliegende liebevolle Absicht verstanden wird? Dieser Aspekt ist mir persönlich zu der Frage Klaps Ja oder Nein wichtig geworden. Nicht die „bedeutungsvolle" Berührung der Hand ist entscheidend, sondern ob das Kind die wohlwollende Absicht im Herzen des Erwachsenen erkennt. Letztlich ist das Ziel von Erziehung doch, dass die beabsichtigte Botschaft beim Kind ankommt und Einsicht im Herzen des Kindes entsteht.

Kinder, die dies verstanden haben, reagieren viel weniger mit Trotz und Zorn auf ihre Eltern. Es entsteht eher Ruhe und Frieden in ihrem Herzen. Diese Ruhe ist ein Zeichen dafür, dass die Botschaft wirklich im Herzen angekommen ist. Eventuell reicht dann bei einer ähnlichen Situation ein einziger Blick oder ein Wort aus, um das Verstandene zu aktivieren. Im Konfliktfall müsste nicht lautstark geschimpft werden.

Es wäre schön, wenn in unseren Familien eine Atmosphäre herrscht, in der weniger geschrieen wird, weil sich die Herzen einander zugewandt haben und man sich besser versteht.

Sehen

- Schauen Sie Ihrem Kind bewusst in die Augen!
  Es gibt auch bedeutungsvolle Blicke.

Waren Sie auch manchmal begeistert, wie schön es sein kann, kleinere Kinder ins Bett zu bringen und ihnen bewusst Gute Nacht zu sagen? In einer solchen Situation kann oft schon ein kurzer, aber bedeutungsvoller Blick zum Schluss genügen, um dem Kind zu sagen: „Du bist mir wichtig. Ich nehme dich wahr. Ich mag dich!“ Ross Campbell (1979) beschreibt den Blickkontakt als eine der Hauptquellen gefühlsmäßiger Zuwendung. Wir sollten ihn nicht vorwiegend zur Ermahnung einsetzen.

Kleine und große Kinder wachsen weiter im Selbstwert, in der Wachheit und im Urvertrauen, wenn sie außerdem in den folgenden Bereichen Erfahrungen sammeln.

Gefühle

- Nehmen Sie die Gefühle Ihres Kindes ernst.
  Seine Empfindungen sind subjektiv, aber real!

Helfen Sie Ihrem Kind, Gefühle zu benennen, wenn es das noch nicht so gut kann.

Manchmal neigen Erwachsene dazu, die Gefühle von Kindern zurückzuweisen. Sie meinen, schon richtig beurteilen zu können, ob sie angemessen sind oder nicht. Gefühle von Kindern – auch solche über einen längeren Zeitraum hinweg – müssen aus Sicht der Eltern nicht immer angemessen sein, aber sie sind real und enthalten oft sogar eine wichtige Botschaft.

Ein Beispiel dazu: In einem Gespräch wird deutlich, dass sich das Kind von der Mutter nicht geliebt fühlt. Sie erschrickt, denn sie hat ihr Kind doch von Herzen lieb. Warum kommt ihre Liebe nicht beim Kind an? Vielleicht ist ein zukünftiger Stiefvater der Auslöser für die Empfindungen des Kindes: „Der ist dir wichtiger als ich. Für mich hast du nie Zeit.“ Nun erkennt die Mutter, dass sie sich gerade wegen dieses Mannes tatsächlich weniger Zeit für ihr Kind genommen hat. Sie überlegt, wie sie ihrem Kind ihre Wertschätzung neu vermitteln kann. Es gelingt ihr. Nach einiger Zeit kommt die Zuwendung der Mutter wieder im Herzen des Kindes an. Nicht nur Kinder mit ADS brauchen dieses Wissen.

Manchmal brauchen Kinder Hilfestellung, um ihre Gefühle benennen zu können. Wir können sie ihnen geben, damit sie lernen, Gefühle einzuordnen und mit ihnen umzugehen. Wenn sie unsicher sind, können wir ihnen eine Palette von Gefühlsbezeichnungen nennen wie z. B.: „Bist du jetzt eher ärgerlich oder enttäuscht, traurig oder wütend?“ Dann können wir mit ihnen darüber sprechen, was jetzt am ehesten passen würde. So werden die Kinder im Laufe der Zeit immer sicherer im Umgang mit Gefühlen. Gerade Kinder mit ADS können Hilfestellungen im Umgang mit ihrer Impulsivität oft gut brauchen. Wenn sie jedoch wütend sind, sind sie oft erst nach einer Verschnaufpause ansprechbar.

Entscheidungen

- Respektieren Sie die Bemühungen und Entscheidungen Ihres Kindes, wo es möglich ist. Natürlich gibt es Grenzen, wie z. B. im Straßenverkehr, aber entmutigen Sie nicht durch mangelndes Zutrauen.

Kinder können sich oft sehr gut einschätzen, wenn sie sich auf eine Sache konzentrieren.

Das tun Kinder mit ADS, wie wir wissen, nicht regelmäßig, und so stehen sie in der Gefahr, wiederholt Unfälle zu erleiden. Es fehlt ihnen auch an einer gesunden Einschätzung der Realität. Aus Erfahrungen der Vergangenheit lernen sie nicht automatisch. Das bedeutet aber nicht, dass sie sich ständig falsch einschätzen würden. Vielmehr könnte es ihnen genauso gehen wie unserem Sohn in dem folgenden Beispiel.

Eines Tages begrüßte er mich, als ich nach getaner Arbeit nach Hause kam, vom Garagendach aus: „Papa, glaubst du, dass ich hier runterspringen kann?“ Nun, ich dachte, wenn er schon so fragt, dann wird er das wohl schon ausprobiert haben. Warum soll ich ihn entmutigen, indem ich Nein sage? Vielmehr wollte ich ihm die Botschaft geben: „Wenn du es dir zutraust, dann traue ich es dir auch zu.“ Also stellte ich mich dichter ran, um notfalls Halt bieten zu können, und sagte: „Okay, spring!“ Er sprang mit seinen sieben oder acht Jahren und hatte Recht behalten. Er landete gekonnt und sicher. Er konnte sich sehr wohl richtig einschätzen.

Auch als Leiter eines Kinder-, Jugend- und Beratungszentrums habe ich immer wieder festgestellt: Kinder können sich erstaunlich gut einschätzen. Im Grunde hat sich in all den Jahren niemand ernsthaft verschätzt und verletzt, obwohl wir viele „Kandidaten“ dabei hatten. Nun hängt dies aber auch mit dem Grad an Stimulation und

Motivation zusammen, der in einer solchen Einrichtung sicherlich anders ist als z. B. in der Schule.

Eigene Erfahrungen und Überzeugungen ausdrücken

- Hören Sie Ihrem Kind zu und lassen Sie es ausdrücken, was es zu sagen hat!

Manche Kinder sind auch im Konfliktfall (oder gerade da) nicht in der Lage, ihre Sichtweise auszudrücken. Sie brauchen Zeit und manchmal Hilfestellung, um zu sagen, was ihnen wichtig ist. Ist der Erwachsene aber schon zu einem Urteil gekommen und dazu vielleicht noch wegen des Konflikts verstimmt und angespannt, entstehen leicht Missverständnisse. Sie zu vermeiden ist nur durch Hinhören möglich. Das Kind versteht: Meine Sicht ist gefragt. Ich darf jetzt alles sagen. Man hört mir zu!

Ein dominanter Vater etwa zeigt das Verhaltensmuster, allen sofort über den Mund zu fahren, die ihm widersprechen, zumindest aber hört er nicht wirklich zu. Der verunsicherte Jugendliche dagegen verfolgt eine Rückzugsstrategie, die ihm dann genügend Freiraum für seine Zwecke verschafft. Auf diese Weise passen sie zwar zueinander wie Topf und Deckel, erfahren jedoch keine echte Begegnung.

Wenn sich das Herz des Vaters seinem Kind zuwendet, wird er zunächst einmal beginnen hinzuhören. Wenn nun der Jugendliche sich dem Vater zuwendet, wird er sich leichter öffnen können und ihm mitteilen, wie er wirklich empfindet. Auf diese Weise werden sie sich näher kommen und verstehen, was im Herzen des anderen wirklich vor sich geht.

Gemeinsame Zeit

- Schaffen Sie Zeiten unbeschwerter, fröhlicher Gemeinschaft, in denen viel gelacht werden kann. Planen Sie Aktions- oder Familientage!

Manchmal fällt es Erwachsenen schwer, solche Zeiten einfach so zwischendurch zu gestalten, weil wir sehr beschäftigt sind. Es kann eine Hilfe sein, wenn wir einen ganzen oder halben Tag schon im Voraus als Aktions- oder Familientag planen. Mir persönlich ist dabei wichtig, dass alle Kinder dabei sind, auch die Kleinsten, und dass eine Prise Abenteuer den Tag würzt.

Aktionen für einen Familientag können sein:

- Alle übernachten im Wohnzimmer und geben sich Indianernamen!
- Wir machen ein Lagerfeuer und grillen Würste. Öffentlich zugängliche Stellen finden sich fast überall!
- Gemeinsam Mittagessen zubereiten: Möglichst etwas, wobei alle gut mithelfen können, z. B. alle Zutaten für eine Pizza kleinschneiden und das Blech belegen. Nachtisch nicht vergessen!
- Alle gehen aufs Eis zum Schlittschuhlaufen. Kleine Kinder werden mit dem Schlitten hinterhergezogen!
- Ein Tag im Spaßbad u. v. a. m.

Eine alleinerziehende Mutter sagte einmal: „Ich kann meinem Kind keine unbeschwerte, fröhliche Gemeinschaft geben. Ich fühle mich selber nicht unbeschwert und fröhlich. Das ist ja gerade mein Problem."

Wenn Eltern nicht mehr die Hoffnung haben, die angestrebten Resultate in der Erziehung zu erleben, können Tipps und gutgemeinte Ratschläge ihre Niedergeschlagenheit noch verstärken. Das Lebensglück scheint für sie in unerreichbare Ferne zu rücken. Erschöpfung, Hoffnungslosigkeit und Überdruss machen sich breit. Das sind übrigens auch die Leitsymptome ausgebrannter Menschen (Aronson, Pines & Kafry, 1983). Um das Lebensglück nicht zu verlieren, brauchen wir das Empfinden, dass unsere Vorstellungen und Wünsche noch mit der Realität in Einklang bringen zu können.

Sicherlich würde es hilfreich sein, wenn wir uns untereinander ermutigen und unterstützen würden, wie die Bibel es auch nahe legt, aber auch professionelle Hilfe kann in Anspruch genommen werden. Ausbrennen kann man nicht nur im Beruf, sondern auch im erzieherischen Alltag.

Ausgebrannte Menschen denken oft, dass die Ursache für ihren Zustand hauptsächlich in ihnen selbst liegt. Sie sehen weniger, dass andere unter Belastung genauso reagieren würden. Es ist keine

Schande, sich kompetente Hilfe zu suchen, sondern eher ein Ausdruck von Entschlossenheit, wirklich noch einmal von Neuem zu beginnen.

Kontakte außerhalb der eigenen Familie

- Ermutigen Sie das Kind, auch außerhalb der eigenen Familie unterstützende Kontakte wahrzunehmen und hilfreiche Informationen aufzunehmen!

Auch außerhalb der eigenen Familie ist echte Zuwendung möglich. Ein Beispiel dafür ist auch die Geschichte unserer Tochter mit der Erzieherin oben. Erzieherinnen, Verwandte, Nachbarn – wo ist echte Zuwendung auch außerhalb der eigenen Familie möglich? Wem gilt unser Vertrauen? Dem Kind werden solche Kontakte gut tun, weil sie ihm auf vertrauenserweckende Weise den Weg ins Leben öffnen.

Mit diesen Vorschlägen endet die Auflistung der Möglichkeiten, wie Sie das Herz der Kinder erreichen können.

Ein Vater kommentierte diese Vorschläge einmal so: „Das finde ich ja gut, aber wie soll ich meinem Kind all das gönnen, wenn ich es selber nie erlebt habe?“ Sicherlich geht es dann erst einmal darum, sich diesem inneren Schmerz zu stellen – wie im übernächsten Abschnitt beschrieben.

Eltern können ihren Kindern Stärkung, Zuspruch und Förderung mitgeben. Manchen Vätern und Müttern fällt das deshalb so schwer, weil sie es wie dieser Vater selbst nicht durch ihre Eltern und andere wichtige Bezugspersonen erfahren haben. Wenn Sie das auch spüren, dann lade ich Sie ein, einen neuen Anfang zu wagen und die folgenden Fragen mit ins Gebet zu nehmen. Falls Gebet für Sie nicht infrage kommt, dann können Sie Ihre Gedanken dazu auch in Form eines Tagebuchs niederschreiben:

?

Habe ich in meiner Kindheit Stärkung, Zuspruch und Förderung erfahren?
Hege ich noch Groll oder Zorn in meinem Herzen, weil ich das Gefühl habe, mir sei etwas vorenthalten worden?
Bin ich bereit, die damit verbundenen Ansprüche loszulassen? Empfundene Schuld zu verbergen?

Kreative Pause

Um die Vorschläge zur Herzensbegegnung zu verarbeiten, schlage ich Ihnen eine kreative Pause vor. Pause heißt, nicht weiterzulesen, und kreativ heißt, eine kleine Übung zu machen.
Dabei geht es nicht darum, auf das zu schauen, was Sie alles nicht oder falsch gemacht haben, sondern auf das, was Sie alles richtig gemacht haben. Sie wissen schon: Das Glas ist halb leer oder eben halb voll. Ich lade Sie ein, ein halb volles Glas zu betrachten und sich Notizen darüber zu machen, was Sie von diesen Vorschlägen schon alles tun. Es ist vielleicht mehr, als Sie im Moment denken!

! **Vorschlag: Gehen Sie die Punkte oben noch einmal durch und lassen Sie sich dabei zeigen, was Sie alles richtig gemacht haben.**

Wandel in der Kommunikation

Nun kommen wir zu einem ganz anderen Thema, das aber auch mit dem Erreichen des Herzens und damit der Aufmerksamkeit zu tun hat. Gleichzeitig geht es hierbei auch um eine Verbesserung der gesamten Familienatmosphäre. Es handelt sich um eine Kommunikationsweise, die dem Kind helfen soll, die Aufmerksamkeit auf die Informationen zu richten, die Sie ihm geben wollen. Denn Kinder mit ADS haben oft Schwierigkeiten, zuzuhören und ihre Aufmerksamkeit auf weniger Motivierendes zu richten.

„Vom metakommunikativen Nein zum metakommunikativen Ja", so könnten wir den folgenden Ansatz betiteln. Bonney (2000) setzt bei der Kommunikations- und Systemtheorie an und untersucht in einer Längsschnittstudie, wie ein bestimmtes Kommunikationstraining auf die Qualität der Beziehungen in Familien mit einem ADS-Kind wirkt. Deshalb ist dieser Ansatz für unsere Frage, was betroffenen Kindern und ihren Familien außer Medikamenten helfen kann, sehr interessant.

Was ist unter einem metakommunikativen Nein und einem metakommunikativen Ja zu verstehen? Bandler und Grinder (1989) bezeichnen den Beziehungsaspekt der gegenseitigen Annahme als „Ja-Haltung“ und den der Ablehnung als „Nein-Haltung“. Der Kommunikationsforscher Watzlawick (1985) spricht in diesem Zusammenhang von einem metakommunikativen Beziehungsaspekt. Demnach lebt eine Familie, in der es immer wieder Streit und Spannung mit einem betroffenen Kind oder Jugendlichen gibt, im Zustand einer metakommunikativen Nein-Haltung, kurz einem metakommunikativen Nein. Könnten wir ihre Kommunikationsstrukturen sozusagen „von oben“ betrachten, so würden wir erkennen, dass immer wieder Botschaften der gegenseitigen Ablehnung vorherrschen – verbal und auch non-verbal.

Bonney kann sich die Entstehung einer gegenseitigen Ablehnung so vorstellen: Eine Person aus der Umgebung des Kindes, z. B. die Mutter oder der Lehrer, spricht das Kind an. Das Kind reagiert nicht so, wie es von ihm erwartet wird: es gibt andere Bewegungen und Laute von sich oder reagiert gar nicht. Die Kommunikation wird beiderseits als misslungen bewertet. Weil das Kind nicht tut, was von ihm verlangt wird, und das nicht nur einmal, fühlt sich der Erwachsene entwertet. Das Kind erhält daraufhin ebenfalls ablehnende Botschaften. Es fühlt sich auch entwertet, und genau das bedeutet auf der höhergelegenen Ebene der Metakommunikation bzw. der Ebene der Bedeutungszuschreibungen ein gegenseitiges Nein.

Wie kann dieser Systemzustand Nein in einen Zustand Ja gewandelt werden? Bonney hat mit einem Kommunikationstraining gute Erfahrungen gemacht, das sich an Eltern und Kinder mit hyperkinetischen Störungen wandte. Sie sprachen nicht auf Medikamente und Diätpläne an, oder eine Arzneitherapie wurde ablehnt. Nach durchschnittlich fünf Jahren wurden 46 sechs- bis elfjährige Kinder erneut untersucht. Bonney fand nach so langer Zeit mehr als 80 % günstige Verläufe und wertet dies als Erfolg seines Konzepts. Wir wissen nicht, wie er das genau festgestellt hat, aber immerhin könnte es ein Hinweis sein, dass sich auch ohne Medikamente etwas bewegen lässt. Er kommt zu der Schlussfolgerung: „Therapeutische Strategien mit dem Ziel, den Wandel hyperaktiven Verhaltens (ADHD) zu bewirken, erweisen sich offensichtlich dann als sehr aussichtsreich, wenn neben Interventionen auf individueller Ebene die Kommunikationsmuster und das familiäre Beziehungsgeschehen Berücksichtigung finden.“ Eben dies ist ja das Anliegen dieses Kapitels.

Wie können wir uns das eintrainierte Kommunikationsmuster vorstellen? Nehmen wir einmal an, dass die Mutter mit dem Kind um 16.00 Uhr einen Zahnarzttermin hat. Von ADS betroffene Kinder können mit unangenehmen Überraschungen bzw. plötzlichen Änderungen in der Regel schlecht umgehen. Also hat die Mutter dem Kind schon morgens mitgeteilt (bei manchen muss das einen Tag vorher geschehen), dass sie um halb vier aus dem Haus gehen müssen, um den Zahnarzt aufzusuchen.

Nun ist es soweit. Die Mutter geht zur Treppe und ruft hoch: „Es ist halb vier! Wir müssen los! Komm jetzt bitte runter!" Nur allzu oft hat es in solchen Situationen, wenn es mal schnell gehen sollte, Ärger gegeben. So erwartet sie nicht viel Gutes, und ihr Ton ist deshalb schon leicht gereizt. Das Kind sitzt oben an seinem Schreibtisch. Die Tür ist offen, aber es reagiert nicht. „Er muss mich doch gehört haben", denkt sie und ruft noch einmal hoch – diesmal lauter. Ob es das erste Rufen nicht mitbekommen hat, zu vertieft in seine Arbeiten war oder wegen des Tones gleich blockierte? Wir wissen es nicht. Diesmal ruft es gleichgültig-abweisend runter: „Ja, ja! Komme gleich!" Als die Mutter immer länger warten muss, weil das Kind doch nicht kommt, ruft sie schließlich noch einmal hoch. Wir können uns schon denken wie. Bonney würde sagen, die Kommunikation sei misslungen. Ich denke eher an einen Orkan, der in diesem Haus gerade ausgebrochen ist. Und das nicht zum ersten Mal, sondern immer und immer wieder. Das kostet Kraft und die gegenseitige Ablehnung wird von Mal zu Mal stärker, wenn nicht irgendetwas geschieht, aber was?

Stellen Sie sich nun vor, die Mutter ginge hoch, ja, hoch zu ihrem Kind an den Schreibtisch. Sie würde schweigend das Zimmer betreten und nur ihre Hand auf die Schulter des Kindes legen. Was würde nun geschehen? Nun, dasselbe, was Sie auch tun würden! Sie drehen Ihren Kopf zu der Person, die neben Ihnen steht und die Sie berührt. Sie schauen sie an und nehmen schließlich Blickkontakt auf. Ihre Aufmerksamkeit ist erwartungsvoll auf die stehende Person gerichtet. Ihre Mimik drückt Ihre Neugier aus: „Was willst du von mir?" Ihre Ohren sind bereit zu hören! Dies ist der ultimative Moment, um eine Information loszuwerden, ein Moment, wie es ihn bei Kindern und Jugendlichen mit ADS nur selten gibt. Der Aufforderungscharakter dieser Situation ist ein komplett anderer, als wenn eine unangenehme Stimme von weit her Unangenehmes verkündet. Mag ja sein, dass Sie in der Situation des Empfängers nicht sofort Juhu schreien und aufspringen. Vielleicht wollen Sie die angefangene Aufgabe erst zu Ende bringen. Jedoch ist die Kommunikation soeben gelungen. Das ist es, worauf es auf die Dauer ankommt, um wieder zu einem gegenseitigen Ja zu finden.

Insgesamt betrachtet kann ich mir schon vorstellen, dass sich das metakommunikative Nein in ein metakommunikatives Ja wandelt, wenn über einen längeren Zeitraum hinweg die Familie solche gelungenen Kommunikationsweisen eintrainiert (mit ihren verschiedenen Facetten) und dass sogar noch nach Jahren positive Nachwirkungen spürbar sind. Nur bedenken Sie dabei: Einmal ausprobieren wird wohl nicht reichen. Das gilt auch für die anderen Vorschläge, wie das Herz von Kindern und Jugendlichen erreicht werden kann. Ein Training ist erforderlich, vielleicht sogar mit gegenseitiger elterlicher Unterstützung. Andere Wege erscheinen leichter zu sein (Tabletten), aber auf Dauer wird Ihre Mühe belohnt.

Doch selbst ein Trainingsprogramm greift allein noch zu kurz. Denn was Bonney und andere Forscher in diesem Zusammenhang unbeantwortet lassen, ist die Frage, wie sich ein Herz, das in Enttäuschung und Verletzung, Wut und Resignation gefangen ist, überhaupt öffnen kann. Damit wollen wir uns im Folgenden beschäftigen.

Was echte Begegnung hindert: Vom Umgang mit dem inneren Schmerz

Aus christlich-psychologischer Sicht stellt dieses Thema ein Haupthindernis dar, wenn es um echte Begegnung geht. Auch die Ichbezogenheit des alten Menschen kommt noch erschwerend hinzu sowie die mangelnde Identität in Gott, die dazu verleitet, unseren Wert durch andere zu definieren und Beziehungen dadurch ihrer Freiheit zu berauben.

Bleiben wir aber beim Schmerz. Während eines ADS-Elterntrainings fiel mir auf, dass fast alle Teilnehmer Schwierigkeiten hatten, ihr Kind anzunehmen. Einige waren schon durch einen längeren Prozess an dem Punkt angelangt, wo sie ihr Kind von Herzen annehmen konnten, andere noch nicht. Innerer Schmerz wurde deutlich. Im Verlauf des Trainings konnte man diesen Schmerz benennen und dann zu Gott bringen, Tränen konnten fließen, und andere segneten diese Person, nachdem alles vor Gott ausgebreitet war. Dies kann ein wichtiger Schritt sein, um wieder ein geöffnetes Herz zu bekommen.

Dieses Beispiel hat mir gezeigt, wie viel Enttäuschung und Wut sich gerade bei diesem Thema im Herzen von Müttern und Vätern im Laufe der Jahre ansammeln kann. Kindern ist aber oft dann entscheidend geholfen, wenn es den Eltern wieder gut geht.

Die Frage lautet also auch an uns: Können wir unser Kind von ganzem Herzen bejahen, so wie es jetzt ist – mit all seinen Fehlern? Können wir glauben, dass Gott es bejaht? Oder gibt es etwas, das es uns schwer macht, unser Herz wirklich zu öffnen und dem Kind zuzuwenden? Wie schön ist es doch für Kinder, wenn die eigenen Eltern einen klaren und ungetrübten Blick auf das Kind haben. Ein Blick, der nicht durch untergründige Schuldgefühle, Anklagen oder Rebellion gegen Gott und den ganzen Schlamassel in der Familie beeinträchtigt ist. Die folgenden Punkte rate ich allerdings nicht gerade in einer aktuellen Krise zu lesen, wo Sie wahrscheinlich nur froh sind, wenn Sie irgendwie mit sich, Ihrem Kind und Ihrer Familie überleben.

Einige Fragen zum Thema Schmerz:

- Handelt es sich um ein Wunschkind? Wie waren die Umstände bei der Zeugung?
- Hat das Kind schon früh auf Körperkontakt distanziert reagiert? Fühlten wir uns durch sein Verhalten abgelehnt?
- Gab es häufig Ärger mit den Geschwistern oder Streit mit uns verbunden mit gegenseitiger Ablehnung (metakommunikatives Nein)?
- Glaubten wir, es will nicht, kann nicht oder sei faul?
- Brachte das Kind unseren Tagesablauf und unsere Wohnung durcheinander? Machte es viel kaputt?
- Haben wir uns geschämt und kamen wir uns unfähig vor, das Kind zu erziehen, weil sich andere Eltern aus Nachbarschaft oder Kindergarten häufig bei uns beschwert haben?
- Haben Beschwerden aus der Schule über das Verhalten (hyperaktiv, impulsiv, unkontrolliert ...) oder die Leistungen (unkonzentriert, vergesslich, unstrukturiert, langsam, verträumt ...) Resignation oder Wut in uns ausgelöst?

- Haben wir befürchtet, dass unser Kind dasselbe durchleben muss wie wir früher?
- Wollten wir gut dastehen wie andere Eltern auch, und hat die Auffälligkeit des Kindes diesen Wunsch zerstört?
- Haben wir es verachtet, weil es sich nicht an Familienregeln halten kann und diese ständig aus den Augen verliert?
- Welche Bilder, Vorstellungen, Zukunftsperspektiven hatten oder haben wir, die jetzt gefährdet sind?

Diese wenigen Beispiele sollen aufzeigen, wodurch ein innerer Schmerz entstehen kann, der dann zu einem Hindernis in den Eltern führt. An dieser Stelle greifen allgemeine Ratschläge zu kurz wie z. B. „Nehmen Sie Ihr Kind an, wie es ist“. Viele Eltern würden es ja gerne annehmen, wenn sie nur wüssten wie.

Manche dieser Barrieren weichen erst nach einem längeren und intensiven Gebetsprozess. Dabei ist es sicherlich hilfreich zu wissen, dass Gott mir sehr wohl zutraut, für genau dieses Kind Mutter bzw. Vater zu sein. Bei anderen Hindernissen kann aber schon nach kurzer Zeit des Gebets ein Durchbruch eintreten. Ein Vater berichtet von so einer Erfahrung.

> Während einer längeren Gebetszeit zeigte Gott mir eine innere Blockade gegenüber einem meiner fünf Kinder. Er führte mich bis in die Stunde der Zeugung zurück. Ich erkannte die Wunde, die noch da war, und brachte den Schmerz vor Ihn. Ich tat Buße, kämpfte für die Situation und betete so eine ganze Weile. Dann spürte ich, wie ein Durchbruch kam. Die Beziehung zu diesem Kind ist danach spontan neu geworden, ohne dass es anstrengend war. Diese neue Beziehungsqualität ist bis heute geblieben.

Er erzählte dies drei Jahre später. Man spürte, dass er immer noch glücklich war über die Hilfe Gottes in dieser einen entscheidenden Gebetszeit, die seine Beziehung zu seinem Kind erneuert hatte. Es muss also gar nicht immer so lange dauern.

Der Umgang mit dem Schmerz ist aus christlich-psychologischer Sicht wie erwähnt ein zentrales Thema. Unser Anspruch, seine Enttäuschung und der daraus folgende innere Schmerz sollte auf jeden Fall vor unseren himmlischen Vater gebracht werden. Dabei kann der Gebetsprozess von vertrauten Menschen begleitet werden, oder ganz allein in der Stille vor Gott zu einem Durchbruch führen. In jedem Fall will Gott unsere Freiheit. Dazu ist Jesus gekommen, denn so heißt es von ihm:

Der Geist des Herrn, HEERN, ist auf mir; denn der HERR
hat mich gesalbt. Er hat mich gesandt, den Elenden frohe Botschaft zu bringen,
zu verbinden, die gebrochenen Herzens sind,
Freilassung auszurufen den Gefangenen und Öffnung des Kerkers
den Gebundenen, auszurufen das Gnadenjahr des HERRN ... Jesaja 61,1-2a

In diesem Zusammenhang können wir auch von einem Trauerprozess sprechen. Dabei ist zunächst die Frage zu klären, was denn eigentlich verloren gegangen ist. Wie kann das Defizit benannt werden? Dieses Defizit kann dann vor Gott ausgebreitet werden. Dabei darf alles hochkommen oder besser gesagt ans Licht kommen, mit allen Gefühlen und Gedanken, die bei uns ausgelöst werden. Sie werden sehen: Die Veränderung beginnt schon dadurch, dass es in Gottes Licht hineingetragen wird. Es ist Licht, und gleichzeitig wird es immer mehr Licht. Epheser 5,13-14 macht deutlich:

Alles aber, was bloßgestellt wird, wird durchs Licht offenbar;
denn alles, was offenbar wird, ist Licht. Epheser 5,13-14a

In diesem Trauerprozess ist weiter hilfreich, sich von der Illusion zu verabschieden, genau dieses Verlorene doch noch irgendwie bekommen zu können. Solches Loslassen empfinden viele Menschen als eine der schwersten Aufgaben in ihrem Leben überhaupt. Eine hilfreiche Frage lautet: Bin ich bereit, Gott zu folgen, auch wenn er das in meinen Augen Schlimmste von mir fordern würde? Zum Glück ist Gott kein Sadist, der Freude daran hätte, uns leiden zu sehen. Er ist unser Vater, den wir im Laufe der Zeit wahrscheinlich immer besser verstehen werden.

So kann eine völlig neue Freiheit gefunden werden. Wer losgelassen hat, hat die Hände frei, um neu zu empfangen. Gottes Liebe wird freigesetzt, die mit einer neuen Sicht vom anderen einhergeht. Das Schaubild veranschaulicht diesen Prozess mit seinen beiden möglichen Ausgängen.

Wie gehe ich mit Enttäuschungen und Schmerz um?

Anspruch Frustration, Schmerz, Angst

↙	↘
Schmerz ablehnen und verleugnen	Schmerz annehmen und zulassen
↓	↓
→ Verdrängung → Rebellion, Bitterkeit → Resignation, Depression → Flucht in realitätsfremde Welten	Ohnmacht, ausgeliefert sein: Ich kann nichts ändern ↓ Trauer und Demut Was habe ich verloren? Defizit benennen
→ festhalten und beschuldigen Ärger, Zorn, Bitterkeit → festhalten und fordern Ja, ich vergebe, wenn ... → festhalten und sich selbst anklagen Resignation, Depression	↓ beteiligten Personen vergeben ↓ Loslassen, d. h. sich verabschieden von der Illusion, genau dieses Defizit doch noch zu bekommen ↓ Kapitulation vor Gott, auch dann, wenn er das „Schlimmste" zulassen würde (wie im Gleichnis vom verlorenen Sohn in Lukas 15) ↓ Zur Ruhe kommen ↓ Sich öffnen für Gottes Perspektive, Bereitschaft, Neues von ihm zu empfangen

Es ist also möglich, Schmerz loszuwerden und auch eine neue Einstellung zum Kind zu finden. Dadurch erleben nicht nur die Eltern eine große Entlastung. Auch das Kind kann diese Erneuerung der Beziehung erfahren. In Maleachi 3,24 heißt es dazu recht passend (Sie wissen schon ...):

> **„Er wird das Herz der Eltern den Kindern zuwenden und das Herz der Kinder zu den Eltern. Er wird beide miteinander versöhnen, damit ich nicht das ganze Volk vernichten muss, wenn ich komme."** **Maleachi 3,24**

Nun möchte ich eine Mutter zu Wort kommen lassen. Sie erzählt die Geschichte ihrer Familie mit dem Aufmerksamkeitsdefizit-Syndrom mit Hyperaktivität. Sie erzählt von ihrer Überforderung und ihrem Schmerz, aber auch wie sie Hilfe fand. Dieser Familie bin ich besonders dankbar, denn sie brachten damals auch bei mir etwas in Gang, dessen Weiterentwicklung ich mir nicht hätte vorstellen können.

Vom ADS-Kind zum ADS-Jugendlichen

Unkontrollierte Zornausbrüche für lächerliche Anlässe, stundenlanges, nervenaufreibendes Arbeiten an Mini-Hausaufgaben mit 1000 Unterbrechungen; die Unfähigkeit, „langweilige" Aufgaben (Zimmer aufräumen) durchzuführen; eine scheinbar endlose Energie, alle Familienmitglieder mit strapaziösen Einfällen auf Trab zu halten – das war unser jahrelanger Alltag mit unserem damals 11-jährigen Sohn. Unser Wunschkind „fraß uns auf", brachte uns an unsere Grenzen: Wir waren erschöpft, entnervt, ratlos, wütend und enttäuscht. Weder gutes Zureden noch Bestrafen halfen weiter. „Gott, was mutest Du uns da zu?", habe ich immer wieder gefragt, wenn ich unsere Situation ins Gebet brachte.

„Wir wussten nicht mehr weiter."

Beim Eintritt ins Gymnasium wurden die Lern- und Konzentrationsschwierigkeiten übergroß, obwohl Bernds Lehrer ihm eine gute Intelligenz bescheinigten. Auch Bernd selbst litt an seiner Situation, spürte, wie schwierig seine Extreme für uns alle waren: Supersensibel einerseits, unerträglich andererseits. Wir wussten nicht mehr weiter. – In dieser Zeit wandte ich mich an die Familienberatung von IGNIS. Es hat mir gut getan, die Schwierigkeiten unseres Familienalltags aussprechen zu können. Wir mussten unsere Probleme nicht mehr alleine tragen, sondern erfuhren Begleitung im Gespräch und Gebet für unsere Familie. Daraus habe ich damals – und auch Bernd – viel Kraft und Hoffnung geschöpft. Gott weiß den Weg für uns. Ein „Fahrplan" für Bernds Tagesablauf wurde erstellt, der uns allen viel Disziplin abverlangte. Trotzdem gab es immer wieder Rückschläge und Frustration. Aber ein Anfang war gemacht, und wie ein Puzzle-Spiel fügten sich die folgenden Monate zu einem runden Ganzen zusammen.

„Endlich entspannte sich die Situation."

In einem Schulmagazin las ich von Hyperaktivität bei Kindern. Alle geschilderten Schwierigkeiten im sozialen und schulischen Bereich passten genau zu den unsrigen. Bei IGNIS bekamen wir weitere Literaturhinweise dazu. Ich las damals so ziemlich alles, was diese Problematik betraf. Ein neuer Versuch mit phosphatreduzierter Kost schlug fehl. Dann erfuhr ich von einem örtlichen Kinderarzt, der sich mit der Hyperaktivität auseinander setzte und mit einem Medikament therapierte. Dieser Arzt machte uns sehr deutlich klar, wie wichtig konsequente Erziehung einerseits und die kontrollierte Einnahme des Medikaments für einen Therapieerfolg waren. Gleichzeitig hierzu bestätigte uns die Klinik für Kinder- und Jugendpsychiatrie in zwei ambulanten Untersuchungen die Diagnose und den Therapieansatz des Kinderarztes. Unser Leidensdruck im Alltag war inzwischen so groß geworden, dass wir – mit Überwindung – den Einsatz von „Ritalin“ wagten. Von da an veränderte sich unser Alltag enorm. Bernds extreme Reizbarkeit und seine Stimmungsschwankungen nahmen deutlich ab; die Lern- und Konzentrationsfähigkeit steigerte sich zusehends. Auch sein Selbstvertrauen wuchs; endlich hatte er Erfolgserlebnisse. Endlich kamen seine liebenswerten Eigenschaften zum Vorschein. Endlich entspannte sich die Situation innerhalb unserer Familie.

„Er sprühte vor Ideen und Einfällen, trotzdem gibt es Tage, wo er >ohne< ungenießbar ist.“

Das alles ist ca. sechs Jahre her. – Heute ist Bernd 17 Jahre alt. Er sprüht vor Ideen und Einfällen und zieht bis heute viel Kraft aus dem Gebet. Er hat zwei nette Freunde gefunden, mit denen er die 11. Klasse besucht. Nach all den Startschwierigkeiten ist er ein guter und zielstrebiger Schüler geworden. Noch immer nimmt er „Ritalin“ (in den Ferien verzichten wir nach Möglichkeit darauf) – aber es gibt immer noch die Tage, an denen er „ohne“ ungenießbar für seine Umgebung ist. Insgesamt gesehen hat sich unser Familienleben aber sehr gut und sehr positiv im Miteinander entwickelt. Trotzdem hoffen wir, dass es auch einmal ohne Ritalin gehen wird. – Gott weiß den Weg. Es waren schwierige, anstrengende Jahre mit unserem Sohn – aber da gab es auch beglückende Momente, die er uns immer wieder schenkte und die uns das Durchhalten ermöglichten.

„Wichtig war, Hilfe im Gespräch zu suchen und mich nicht zu vergessen, mich nicht >auffressen< zu lassen.“

Ganz wichtig für uns war, die Hilfe im Gespräch zu suchen, im Gebet mitgetragen zu werden. Das hat uns die Zeit mit IGNIS so kostbar gemacht. Und meine Erkenntnis, mich selbst nicht zu vergessen, mich nicht „auffressen“ zu lassen von diesem kräftezehrenden Kind. Ein Stück weit eigene Träume zu leben. Durch die Begegnung mit anderen Menschen meine Fähigkeiten zu entdecken, sie zu fördern und einzusetzen.

„Wir lernen loszulassen. Das tut auch weh."

Gott zeigt mir: Es ist wichtig, dass es mir gut geht. Mein Konzentrieren auf Bernd „schaffte" mich seelisch und körperlich. Rückenschmerzen waren ein klares Signal, wenn es zuviel wurde. Heute weiß ich das und achte und schütze meine Grenzen – auch im Umgang mit anderen Menschen. Wir lernen loszulassen. Das tut auch weh. Aber ich weiß: „Bis hierher hat uns Gott gebracht. Er weiß den Weg für Bernd und für uns."

Im Vertrauen darauf leben wir.

KAPITEL IV

Strukturen schaffen – Grenzen setzen

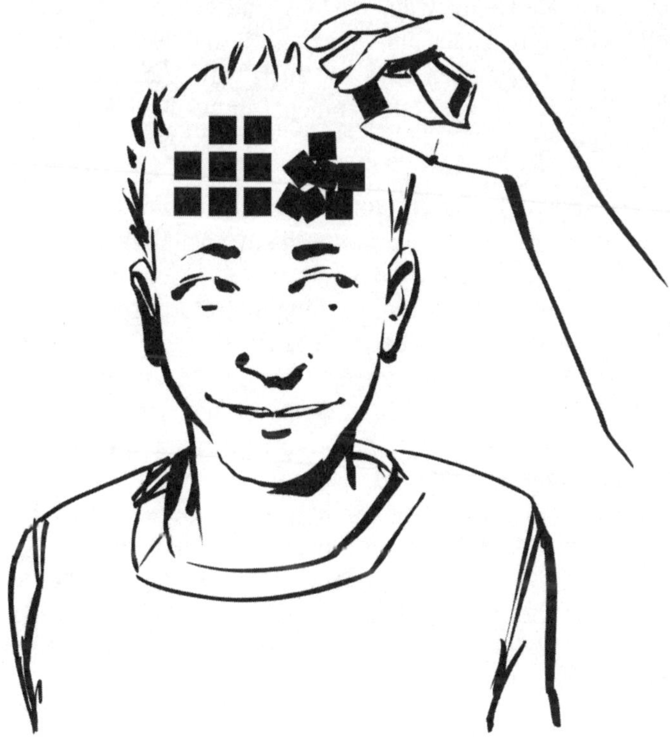

In diesem Kapitel erfahren Sie:

- Wie wichtig es ist, Machtkämpfe zu gewinnen
- Was Dialogisch-Grenzen-Setzen bedeutet
- Wie Sie Strukturen in die Lebensbereiche des Kindes bringen können:
  - Mit Regeln und Ritualen
  - Bei den Tagesabläufen
  - Beim Lernen und Hausaufgabenmachen
  - Im Umgang mit Medien

Chaos und Ordnung

Organisieren und Strukturieren fällt Kindern und Jugendlichen mit ADS oft besonders schwer. Das Chaos im Kopf spiegelt sich auf diese Weise auch in ihrem Alltag wider. Eine Erziehung, die ihnen viel Freiraum bietet, um Eigenverantwortlichkeit zu fördern, ist fehl am Platz. Liebevolle Unterstützung und Kontrolle ist angeraten. Hierin besteht also der dritte große pädagogische Auftrag, der wiederum eine seelsorgerliche Seite hat: klare Strukturen schaffen und nachvollziehbare Grenzen setzen. Beides brauchen sie, weil es ihnen hilft, in der Spur zu bleiben und ihr Ziel zu erreichen.

Während die ADS-Literatur zum Thema der Herzensbegegnung nur tropfenweise Stoff bietet, wenn überhaupt, befinden wir uns beim Thema der Strukturen geradezu in einem Meer von säkularen Konzepten. Sie finden ihre Anwendung in den meisten Therapieprogrammen, die von Ärzten bei ADS zuweilen auch auf Rezept verordnet werden. Diese Konzepte entstammen in der Regel der Verhaltenspsychologie, die ihren Ansatzpunkt in der Lernfähigkeit des Menschen gefunden hat und besonders gerne mit positiver und negativer Verstärkung arbeitet, d. h. mit Belohnung und Bestrafung (operantes Konditionieren). Ein bekanntes und häufiges Beispiel sind Listen mit Aufgaben und einem Belohnungssystem, das von Lob bis hin zu Geldbeträgen reicht. Dabei werden häufig Punkte, Chips oder Kärtchen als Medium eingesetzt, das dann gegen die gewünschten Belohnungen eingetauscht werden kann (genannt „token economy").

Von jeher gehört die Lernfähigkeit zur Grundausstattung des Menschen dazu und spielt – natürlich auch in der Bibel – eine große Rolle. Sie beinhaltet für unsere betroffenen Kinder einen nicht unerheblichen Hoffungsschimmer. Sie können ja lernen, nur brauchen diese Kinder im Gegensatz zu nicht betroffenen oft vier- bis achtmal so lange, um eine (evtl. unangenehme) Regel zu verinnerlichen. Danach sitzt sie dafür oft umso fester!

Die Gefahr dieser verhaltenspsychologischen Konzepte liegt darin, den Menschen allzu sehr als programmierbaren Roboter zu betrachten und damit in ein mechanistisches Menschenbild abzugleiten. Die Erziehung gerät zu einem Akt der Dressur. Um dieser Gefahr zu begegnen, möchte ich hier die Fähigkeit des Menschen herausstellen, Informationen zu verarbeiten, zu bewerten und gezielt Entscheidungen zu treffen (vgl. auch Kristahn 1997). Diese Entscheidungen basieren auf weitreichender Einsichtsfähigkeit und gehen deutlich über bloßes Reiz-Reaktions-Lernen wie im Tierversuch hinaus.

Verstärkung als Unterstützung des Lernens ist deshalb nicht zu verwerfen. Sie scheint aber besonders dann angebracht zu sein, wenn dadurch eine bereits vorhandene Einsicht gefördert wird. Ansonsten ähnelt die Erziehung einer Dressur, bei der manche Kinder zu Recht aussteigen. In Beratungsgesprächen berichten Eltern immer wieder von solchen Fehlschlägen mit entsprechenden Listen. Vielleicht gehören Sie ja auch zu diesen Eltern.

Es geht zuerst darum, das Herz der Kinder zu gewinnen. Das hebräische Wort für Herz „leb“ bedeutet nach Wolff (1984) auch Gefühl, Verlangen und Begehren, Vernunft, Willensentschluss, ja sogar Gewissen. Alle diese Bereiche des Herzens gilt es in der Pädagogik aus einer christlich-psychologischen Sicht zu gewinnen, also auch Vernunft und Willen. So könnte im Herzen der Kinder eine Motivation heranwachsen, die nicht nur darin besteht, welche Belohnung es bekommt, sondern auch darin, den anderen zu beschenken und ihm nicht weh zu tun. Dazu brauchen sie Unterstützung: Lob, Ermunterung und Trost, und, weil sie noch keine Engel sind, könnten auch Belohnungen ihr Gedächtnis anregen, sozusagen zusätzlich.

Das Setzen von Grenzen

Bevor wir uns mit Regeln, Ritualen und weiteren Strukturierungshilfen befassen, scheint es angebracht, dass wir einen weiteren christlich-psychologischen Ansatz zu diesem Themenkomplex kennen lernen, das Dialogisch-Grenzen-Setzen. Dazu hat die IGNIS-Akademie ein eigenes Buch herausgegeben: „Kindern dialogisch Grenzen setzen“ von Werner May (2001). In den letzten Jahren hat das Setzen von Grenzen übrigens auch in Fachkreisen wieder starke Beachtung gefunden.

Das Setzen von Grenzen und Strukturen hat eher mit einer rauen Form der Liebe zu tun. Es handelt sich dabei um eine Liebe, die dem Anvertrauten etwas zumutet, weil sie davon überzeugt ist, dass es ihm für seine weitere Entwicklung gut tut oder auch, um etwas anderes zu schützen. Dabei versucht sie den Anvertrauten vor Schaden zu bewahren, das heißt auch vor den Folgen einer andauernden Überforderung. Gleichgültigkeit ist der Liebe fremd.

Wenn Gott als Vater uns vor Konsequenzen stellt, dann geschieht das aus einem Herzen der Liebe heraus. Er weiß um die Gefahr eines falschen Weges und fühlt mit, wenn wir uns dennoch dafür entscheiden. Wenn wir dann sein Herz der Güte erkennen, fällt es uns leichter, umzukehren und zu ihm zu kommen. Das ist Buße: zu ihm zu kommen und sich vom Alten abzuwenden. Wir begreifen den Sinn seiner Grenzsetzung und begegnen seiner wohlwollenden Herzenshaltung. Herzensbegegnung ist also auch in der Grenzsetzung möglich.

Obwohl auch hier von Herzensbegegnung die Rede ist, kommt doch in diesem Kapitel etwas ganz anderes hinein. Nicht nur die freundliche Seite der Liebe, sondern auch die verantwortungsvolle Seite der Liebe, die, die erst noch als Liebe erkannt werden will. Diese – wir nannten sie bereits die raue Form der Liebe – zerstört die Beziehung keinesfalls, wie wir befürchten könnten. Dies möchte ich Ihnen am Beispiel im Kasten verdeutlichen.

Als ich ein Kinder-, Jugend- und Beratungszentrum in Bremen leitete, verschwand eines Tages eine Palette Coladosen aus einem Vorratsschrank. Zufällig wurde der 16-jährige Täter von einem Mädchen auf der gegenüberliegenden Straßenseite beobachtet, wie er aus dem Fenster stieg und mit seiner Beute auf die Straße gelangte.

Schließlich kam es zu einem Treffen mit dem Jugendlichen, der Erzieherin und mir in meinem Büro. Er stritt alles ab, hätte nichts damit zu tun ... Auf die Frage, was er denn vorschlagen würde, wenn er genau wüsste, dass jemand etwas gestohlen hätte, antwortete der auch mit Einbrüchen vertraute Teenager so:

1. Ein eiiiiingehendes Gespräch mit dem Vater!!!!! (O-Ton)
2. Alles muss komplett ersetzt werden. Nichts darf fehlen.

3. Wieder Dabeisein und Mitmachen im Zentrum ist nur auf Bewährung möglich. Also mindestens ein halbes oder ein dreiviertel Jahr regelmäßig die Clos putzen oder den Küchenfußboden schrubben.

Als ihm dann klar wurde, dass wir wüssten, er war es, und er würde längere Zeit Hausverbot haben, flogen die Türen, und weg war er. Nach ein paar Wochen, an dem Tag, als wir die Türen nach den Ferien wieder öffneten und er wieder kommen konnte, stand er als allererster auf der „Matte“.

Was muss in ihm die ganze Zeit über vorgegangen sein? Uns kam es so vor, als ob er sagen wollte: „Mal sehen, ob ich hier jetzt wieder willkommen bin, ob alles wieder o.k. ist.“ Es war wieder alles o.k. Natürlich wusste er genauso gut wie wir, dass wir ihn zu Recht vor Konsequenzen gestellt hatten, wenngleich er viel härtere vorgeschlagen hatte. Die Beziehung ging keinesfalls verloren. Sie hatte an Klarheit und Achtung gewonnen.

Eine „gute“ Portion von Grenzensetzen ist für ADS-Kinder unverzichtbar, damit sie sich in Bahnen bewegen können, die ihnen bei aller Unruhe, Vergesslichkeit und Ablenkbarkeit den Halt und die Orientierung geben, die sie so dringend brauchen.

Die fünf Schritte des Dialogisch-Grenzen-Setzens

Werner May formulierte die folgenden fünf Schritte des Dialogisch-Grenzen-Setzens. Er erläutert sie ausführlich in seinem Buch zu diesem Thema (siehe Anhang hinten). An dieser Stelle möchte ich mich deshalb darauf beschränken, die wesentlichen Schritte aus meiner Sicht darzustellen. Sie sind nicht nur für Kinder mit einem ADS-Syndrom wichtig, für diese aber besonders!

1. Das Verhalten des Kindes verstehen. Das Kind annehmen.

Wozu macht das Kind (der Jugendliche) das? Welche Bedürfnisse des Kindes (des Jugendlichen) verstehe ich?

Versuchen Sie das Bedürfnis bzw. die Bedürfnisse hinter dem auffälligen Verhalten zu erkennen. Drücken Sie dann aus, was Sie verstanden haben. Zu einer Herzensbegegnung kommt es nur, wenn sich das Kind wirklich verstanden fühlt. Ich habe die Erfahrung gemacht, dass es manchmal sogar ausreichen kann, wenn ein Erwachsener erscheint und Verständnis äußert. Das Kind kannte die Grenze dann schon. Die kurze Begegnung half ihm, sie nun auch zu akzeptieren.

Die Berechtigung einer Grenze ist übrigens auch von den Bedürfnissen und Motiven abhängig. Dies kommt z. B. bei Paulus zum Ausdruck, wenn er über das Essen von Götzenopferfleisch schreibt:

> **Und wer isst, isst dem Herrn, denn er sagt Gott Dank;**
> **und wer nicht isst, isst dem Herrn nicht und danksagt Gott.** **Römer 14,6b**

Hier begegnet uns keine allgemeingültige Grenze im Essen dieses (Götzenopfer-) Fleisches, das anscheinend für viele damals das einzig erschwingliche Fleisch war. Paulus sieht auf die Dankbarkeit des Herzens. So gilt die Grenze des Gewissens in diesem Punkt für den einen so, aber für den anderen anders.

2. Grenze klar setzen und richtiges Verhalten zeigen.

Dem Kind (dem Jugendlichen) richtiges Verhalten aufzeigen und erklären. Bei nachvollziehbarem Fehlverhalten kann es möglich sein, schon bald Verständnis und Einheit zu erreichen. Jesus rettete z. B. einmal eine Ehebrecherin, indem er den Umstehenden sagte:

> **Wer ohne Sünde ist, der werfe den ersten Stein!** **Johannes 8,1-11**

Obwohl sie eben noch Steine gesammelt hatten, verstanden sie die so erklärte Grenze sofort, und jeder einzelne Ankläger machte sich aus dem Staub.

Im Erklären und Reden miteinander kann es aber auch um die Frage gehen, ob es eine lebendige Grenze gibt. So bittet Abraham mehrmals für Sodom, und Gott kannte hier eine lebendige Grenze (1. Mose 18,22-33). Das Kind (der Jugendliche) nimmt in diesem Dialog wahr, dass es um seine Person geht und nicht nur um das Einhalten starrer Regeln. Die Beziehung ist wichtiger als die Grenze. Aus ihr bezieht die Grenze auch ihr Gewicht. So kann sie leichter akzeptiert werden.

3. Eventuelle Alternativen aufzeigen.

Gibt es Alternativen? Welche?

Ist eine Einigung mit dem Kind (dem Jugendlichen) möglich?

Versuche über Alternativen nachzudenken und dem Kind andere Lösungen aufzuzeigen, z. B.: „Heute Abend kannst du das Fußballländerspiel nicht sehen, weil es zu spät anfängt und du morgen wieder zur Schule musst. Wir könnten es aber auf Video aufnehmen oder du darfst in den Ferien ein anderes sehen, das ganz spät kommt.“ So kann die Grenze vom Kind möglicherweise schon leichter angenommen werden. Bei Kindern mit ADS zählt aber oft nur das „Jetzt und Hier“. So kann es mit dem nächsten Punkt weitergehen.

4. Schwierigkeiten wahrnehmen, diese Grenzsetzung zu verarbeiten und dafür Raum geben.

Versuche die Reaktionen des Kindes auf die Grenze wahrzunehmen und auszuhalten.

Welche Folgereaktionen nehme ich beim Kind (beim Jugendlichen) wahr: z. B. Schreien, Verleumden, Beschimpfen, Trotz, Diskussionen, Zurückziehen ...?

5. Dem Kind in seinen Folgereaktionen beistehen. Es trösten. Die Beziehung wird trotz dieser Reaktionen aufrechterhalten.

Versuche die Beziehung nicht abzubrechen, sondern dazusein, auszuhalten und zu trösten. Manche Kinder brauchen eine Pause des Alleinseins dazwischen, um Abstand von ihren Emotionen zu bekommen. Trost hat viele Gesichter (siehe Werner May, Trösten ist unverzichtbar, Jahrbuch 1999). Wie kann Ihr Kind am besten getröstet werden?

Ziel ist, dass das Kind die Grenzsetzung nicht als Beziehungskonflikt erlebt (evtl. als weitere Bestätigung seiner Ablehnungs- und Minderwertigkeitserfahrung), sondern als Halt und Chance zur Herausbildung von Urvertrauen, weil gerade an dieser eben erfahrenen Grenze nicht Ärger und Streit warten, sondern Liebe und Vertrauen.

Strukturen schaffen

Dies ist – wie angekündigt – ein weiterer Teil des dritten großen seelsorgerlich-pädagogischen Auftrags. Lassen Sie uns auch hierzu eine Reihe von praktischen Konzepten und bewährten Vorschlägen anschauen. Dabei brauchen Sie nicht alles gleich auszuprobieren. Suchen Sie sich doch eine Anregung heraus, die für Ihr Kind und für Sie in der jetzigen Situation am ehesten eine Hilfe sein könnte.

> **! Womit anfangen? Manches wird in Ihrer Situation und zu Ihrem Kind wahrscheinlich nicht gut passen. Suchen Sie sich doch einen Vorschlag aus, der Ihnen in diesem Kapitel am meisten zusagt. Damit können Sie dann anfangen!**

ADS-Kinder brauchen klare Regeln

Klare, überschaubare Regeln, die sie nicht so leicht außer Acht lassen können, sowie eine ermutigende Umgebung sind für ADS-Kinder eine große Orientierungshilfe im oft unumgänglich monotonen Alltag. Sie haben es wirklich schwerer als andere Kinder und brauchen viel mehr Hilfestellung verbunden mit liebevoller Kontrolle. Es wäre ein verhängnisvoller Irrtum, zu glauben, sie sollten möglichst früh zur Selbständigkeit erzogen werden. Länger als bei anderen Kindern gehen Mütter oder Väter mit, damit sie das Zähneputzen lernen oder sich morgens ohne Trödeln anziehen.

Dabei gilt die Faustregel: Weniger ist mehr. Lieber wenige Regeln, und die konsequent einhalten, als viele, die keiner mehr kontrollieren kann. Verzichten Sie lieber auf eine Regel, die Sie nicht durchhalten können, als Machtkämpfe zu verlieren.

Manche Kinder, die ich in der Beratung kennen gelernt habe, waren echte Cracks im Gewinnen von Machtkämpfen. Einige kündigten vor Einführung einer neuen Regel schon während des Beratungsgesprächs an, dass die Eltern sich nicht daran halten werden und sie doch wieder gewinnen werden. Erstaunlich, nicht wahr? Leider hatten sie Recht damit! Das war übrigens bei jedem dieser besonders mutigen und ausgeprägten Kämpfer (ein Crack ist übrigens ein herausragender Sportler) der Fall. Nicht, dass die Eltern so unfähig waren. Nein, beim nicht betroffenen Geschwisterkind klappte das Erziehen mit Regeln sehr wohl. Kinder mit ADS sind tatsächlich in vielerlei Hinsicht anders als andere und manchmal sehr speziell.

Überlegen Sie also ganz genau, welche Regeln Sie aufstellen, wie sie diese überprüfen wollen und womit das Kind zu rechnen hat, wenn es sich trotz allem nicht daran hält. Regeln und Konsequenzen müssen natürlich allen Beteiligten genau bekannt sein. Am besten, Sie machen sich gleich daran, die wichtigsten aufzuschreiben und gleichzeitig festzulegen, was geschieht, wenn sie nicht eingehalten werden. Übrigens: Regeln haben wir immer – oft nur nicht festgeschrieben. Ein Einstieg könnte folgende Aufgabe sein:

!

Schreiben Sie die drei Regeln auf, die Ihnen am wichtigsten sind. Legen Sie die Konsequenzen fest und besprechen Sie Ihre Ergebnisse mit Ihrem Partner (falls Sie allein erziehen, evtl. mit einer guten Freundin).

Wenn drei zuviel sind, schreiben Sie nur eine auf.

Als ich das Kinder-, Jugend- und Beratungszentrum ARCHE in Bremen leitete, haben wir nach ein bis zwei Jahren unsere Regeln festgelegt, um mehr Transparenz zu schaffen, was uns im alltäglichen Umgang wichtig ist. Wir haben sie auf ein großes Plakat gemalt und im Raum aufgehängt. Dabei wollten wir diese Leitlinien möglichst einsichtig formulieren. Es hat einige Zeit gekostet, bis wir eine solche Formulierung fanden. Im Kasten finden Sie einige Beispiele:

Die ARCHE
ist alkohol- und nikotinfrei zum Schutz unserer Gesundheit.

Die ARCHE
soll ein Ort des Friedens sein, also prügelt euch nicht!

Dreck machen ist erlaubt, wenn er auch wieder weggemacht wird!

Wer etwas in der ARCHE zerstört oder klaut, muss es natürlich ersetzen!

Jeder von euch ist einmalig, also beleidigt euch nicht gegenseitig!

Respektiert den Glauben des anderen – keine Lästerungen über Gott oder den Glauben!

Die Mitarbeiter sorgen dafür, dass ihr die ARCHE überhaupt habt! Also respektiert sie auch entsprechend!

Die Art der Formulierung soll helfen, die hinter der Regel stehende Absicht zu erkennen und die Einsicht zu fördern – natürlich in einer Sprache, die verständlich ist. Einsicht ist nötig, damit die Motivation von innen kommt und nicht von außen aufoktroyiert werden muss.

Die Hebräer legten in ihrer Erziehung ebenso viel Wert auf Einsicht. Das geht besonders aus den Reden der Väter und Mütter in den Sprüchen hervor. Weisheit, Einsicht und Erkenntnis sind entscheidendes Ziel der Reden und werden immer wieder betont, z. B. Sprüche 6,23:

Denn eine Leuchte ist das Gebot und die Weisung ein Licht, und ein Weg zum Leben sind Ermahnungen der Zucht, dich zu bewahren vor der Frau des Nächsten, vor der glatten Zunge der Fremden. **Sprüche 6,23**

Auch im Hinblick auf die Erziehung kannten die alten Hebräer den Wert der Worte: Das hebräische Wort für züchtigen (jasar) spiegelt die besondere Bedeutung der Unterweisung wider. Es beinhaltet nämlich zumeist nicht, wie oft angenommen wird, ein „Bestrafen mit Schlägen". „Züchtigen" wird zu den Verben des Redens gerechnet. Es geht zuerst darum, ein richtiges Verhalten zu lehren, und, falls es bereits zu einem Fehlverhalten gekommen ist, dieses Verhalten zu korrigieren. Damit richtet es sich primär an die Fähigkeit des Kindes, Informationen zu verarbeiten und zu Erkenntnissen zu gelangen. Ziel ist, dass das Kind die „Zucht" annimmt.

Um diese Einsicht zu fördern, können wir nun die hinter der Regel stehende Begründung herausfinden, die ihr den eigentlichen Sinn verleiht. Regel Nr. 2 von oben enthält als Begründung z. B. den „Ort des Friedens". Das war unser Wunsch, unser Ziel, unser Gebet. Wie würden Sie Ihre Regeln begründen?

> ! **Versuchen Sie zu jeder Ihrer drei (oder der einen) gefundenen Regeln eine positive Begründung zu finden und diese auch aufzuschreiben.**

Wer sich näher mit den Möglichkeiten vertraut machen will, wie die Einsichtsfähigkeit von Kindern gefördert werden kann, der sei auf einen Artikel in der IGNIS-Zeitschrift BEREIENDE WAHRHEIT Nr. 12 „Einsicht und Entscheidung im Leben des Kindes", Joachim Kristahn, 1997, hingewiesen. Diese Zeitschrift ist noch nicht vergriffen, aber nur über die IGNIS-Akademie erhältlich.

Manchmal scheint bei ADS-Kindern die Einsicht völlig zu fehlen. Dann wieder können sie so einfühlsam sein, Zusammenhänge erkennen und „hoch und heilig" versichern, dass sie etwas nie wieder tun werden. Leider ist auch diese Einsicht schnell vergessen. Dennoch: Versuchen Sie auf solchen „highlights" aufzubauen.

Weitere Strukturierungshilfen: Tagespläne und Co

Tagespläne strukturieren den Alltag. Festgelegte Zeiten und Abläufe helfen den Kindern, wenn sie erst einmal in Fleisch und Blut übergegangen sind, sich nicht ständig darauf konzentrieren zu müssen. Sie vermitteln Sicherheit, indem sie gerade für unstrukturierte Kinder (oder Jugendliche) mit wenig Überblick und Eigenorganisation doch so wichtige Zeitpunkte markieren. Oft wird das Kind mit ADS wesentlich länger brauchen als andere Kinder, um sich daran zu gewöhnen. Dafür sind die Abläufe dann umso deutlicher automatisiert. Es lohnt sich also dranzubleiben. Bei besonders umkämpften Zeitpunkten kann eine einzige Ausnahme ausreichen, um das

Kind weit, weit zurückzuwerfen, so dass Sie das Gefühl bekommen, wieder von vorne anfangen zu müssen.

Ein Beispiel (Details wie immer geändert): Mark ist 12 Jahre alt, hat sich vorgenommen, trotz aller nicht ganz unberechtigter Zweifel der Eltern, doch das Gymnasium zu schaffen. Intellektuell hätte er keine Probleme, aber seine Ablenkbarkeit und Hyperaktivität schränken ihn ein. Gemeinsam erarbeiten wir einen Tagesablauf, mit dem schließlich alle zufrieden sind. Vieles kommt erstaunlicherweise von Mark selbst. Er tut es bereits auf diese Weise. Manche hyperaktiven Kinder brauchen weniger Schlaf und stehen von sich aus sehr früh auf. Andere dagegen sind morgens schier nicht aus dem Bett zu kriegen und bringen mit ihrer Trödelei die Familie schon in aller Frühe zur Verzweiflung. Marks Tagesablauf sieht so aus:

Tagesablauf von Mark (12 Jahre)

5.45 Uhr	Guten Morgen (Wecker klingelt) Ich lerne Vokabeln
6.30 Uhr	Ich stehe auf, ziehe mich an und wasche mich
6.40 Uhr	Juhu, Frühstück Wichtig – Zähneputzen, sonst gibt's Löcher
6.55 Uhr	Ich jette Richtung Bus
7.00 Uhr	Da kommt mein Bus
7.15 Uhr	Ankunft in der Schule Schön, jetzt hab ich noch ein bisschen Zeit
7.55 Uhr	Die Schulglocken klingeln
12.55 Uhr	Die Schulglocken klingeln wieder – Happy End! Mach mal Pause – Zeit für mein Mittagsmenu (Manchmal ein bisschen Latein)
14.00 Uhr	Es lebe die Schülerhilfe!
15.50 Uhr	Busfahrt Richtung Heimat
16.10 Uhr	Hallo Mama, ich bin da!
16.30 Uhr	Leckeres warmes Abendessen (wenn Papa kommt)
16.45 Uhr	Freizeit!
19.45 Uhr	„Hallo Papa, hallo Mama, hallo Schwesterchen, ich bin wieder zu Hause! Ich geh mal eben ins Bad, dusche, putz meine Zähne und zieh mich um! (Ja, Mama, ich mach meine Klamotten für den nächsten Tag fertig!)
20.15 Uhr	Tschüs – ich geh auf mein Zimmer! Toll, jetzt kann ich lesen und Musik hören etc.
21.30 Uhr	War echt ein langer Tag – Gute Nacht!

Diese Struktur war für Mark eine echte Hilfe, auch wenn nicht alles so glatt lief. Oft ist es sinnvoll, wie bei Mark die Hausaufgaben nach außen zu verlagern, weil zu Hause schon so manches festgefahren war. Das kann zu einem ganz neuen Familienklima beitragen!

**Wie sieht der Tagesablauf Ihres Kindes aus?
Schreiben Sie ihn doch einmal nieder und diskutieren Sie ihn mit Ihrem Kind und Ihrem Partner.**

So ein Plan kann auch helfen, Rituale zu entwickeln. Solche, sich ständig wiederholende Abläufe helfen dem ADS-Kind sehr, weil es nicht immer neu überlegen und entscheiden muss, sondern „automatisch“ das Richtige tut.

Wenn Ihr Kind mit dem Zubettgehen Schwierigkeiten hat, überlegen Sie doch einmal, wie ein Zu-Bett-Geh-Ritual aussehen könnte.

Welche anderen Rituale könnten Sie einführen?

In ähnlicher Weise müssen manche alltäglichen Handlungen mit ADS-Kindern immer wieder eingeübt werden, sonst werden sie schlicht vergessen. Dazu gehört z. B. das Binden einer Schleife mit den Schuhbändern, das Putzen der Zähne oder das Händewaschen.

Welche alltäglichen Tätigkeiten muss sich das Kind einprägen? Wie können Sie kontrollieren, ob es behalten wurde.

Weitere Strukturierungshilfen können sein: Terminkalender und Zeitmanagementsysteme, Checklisten, Ordner, Uhren mit Alarmfunktion, Erinnerungszettel und andere durchaus kreativ gestaltete Gedächtnisstützen.

„Praktisch“ ist aus Sicht der Kinder auch eine Mutter, die an alles denkt und für alles sorgt. Nur ist niemandem geholfen, wenn sie dann innerlich ausbrennt. Machen Sie es bitte nicht so!

Ein betroffener Erwachsener sagte mir einmal: „Alles, was Sie geschildert haben, traf auf mich zu, als ich klein war. In meinem Beruf durfte ich mir aber keinen groben Fehler leisten. Ich habe es trotzdem geschafft, diese Leitungsaufgabe auszufüllen – mit vielen Zetteln und Erinnerungshilfen. Es hat sehr viel Aufwand bedeutet und mich viel Energie gekostet. Dabei habe ich mich selbst nie ganz verstanden. Warum war bei mir alles so anders? Jetzt passt plötzlich alles zusammen und ich fange an zu verstehen ...“

Auch die folgenden Aufgabenlisten können Ihrem Kind helfen, immer wiederkehrende Abläufe zu verinnerlichen.

Aufgabenlisten mit Belohnungen

Wenn eine Tagesstruktur noch nicht ausreicht, können die einzelnen Aufgaben für morgens, mittags und abends genau festgelegt werden.

Ein Beispiel: Eloise trödelt morgens fürchterlich. Sie kommt nicht aus dem Bett, wenn der Wecker klingelt, vergisst das Zähneputzen, kommt spät zum Frühstück runter, so dass sie fast gar nichts mehr essen kann, und schafft es trotz allem Ärger zu Hause manchmal nicht, den Schulbus rechtzeitig zu erwischen.

Bei ihr liegt der Fokus auf dem Morgen. So bekommt sie eine Liste mit Aufgaben oder Regeln, die sie am Morgen zu erledigen hat. Das wird mit ihr durchgesprochen. Wenn das bloße Lob für die Einhaltung der Regeln nicht ausreicht, dann können auch Punkte eingeführt werden, die dann auf eine vorher und gemeinsam festzulegende Weise in kleine Belohnungen eingetauscht werden dürfen.

Eloise ist erst einmal gegen diese blöden Aufgaben, aber gleichzeitig sieht sie ein, dass sie nicht ständig zu spät kommen kann. Ihre Mutter weiß, dass sie so gerne ein bestimmtes Stofftier hätte. Sie vereinbaren eine Anzahl von Punkten, die sie gegen das Stofftier einlösen kann. Wenn Eloise morgens wach wird, hilft ihr der Gedanke an das Stofftier, sich zu motivieren. Mit der Zeit macht ihr die Liste sogar Spaß. Für jede Aufgabe, die sie am Morgen geschafft hat, trägt (oder klebt) sie sich gerne einen Punkt ein. So kommt sie dem Stofftier immer näher. Manchmal ist sie sogar ein wenig enttäuscht, wenn ihre Mutter sich mal nicht so sehr für dieses „Spiel" interessiert und sie auch nicht ans Eintragen erinnert. Es macht ihr viel mehr Spaß, wenn Mami ihre Fortschritte aufmerksam registriert!

Solche Belohnungslisten finden wir in fast allen Fachbüchern (siehe Literaturliste), z.B. bei Cordula Neuhaus (1996), Aust-Claus und Hammer (1999) oder besonders variantenreich bei Döpfner, Schürmann und Lehmkuhl (2000). Letztere Autoren gehen auch auf spezielle Schwierigkeiten ein, die bei solchen verhaltenstherapeutischen Methoden auftreten können.

Nun würde ich Ihnen gerne eine solche Aufgabenliste mit Belohnungssystem vorstellen. Es gibt sie wie gesagt in allen Varianten, und doch sehen sie immer wieder ähnlich aus. Sie können gerne auch ihre eigene entwerfen. Eloise hatte aus dem Beispiel unten nur die drei Aufgaben am Morgen zu erledigen. Das forderte sie schon genug heraus!

Morgens	**Montag**	**Dienstag**	**Mittwoch**	**Donnerstag**	**Freitag**
Nach dem ersten Wecken aufstehen					
Um 7.15 Uhr gewaschen und angezogen am Frühstückstisch					
Um 7.30 Uhr das Haus verlassen					

Mittags	**Montag**	**Dienstag**	**Mittwoch**	**Donnerstag**	**Freitag**
Unmittelbar von der Schule nach Hause kommen					
Jacke, Schuhe und Schultasche wegräumen					
Eine halbe Stunde nach dem Mittagessen mit den Hausaufgaben beginnen					

Abends	Montag	Dienstag	Mittwoch	Donnerstag	Freitag
Um 18.30 Uhr zum Essen zu Hause sein					
Bis zur Familienandacht um 20.15 Uhr Zimmer aufgeräumt haben					
Um 21.00 Uhr gewaschen und Zähne geputzt im Bett					

Die so gesammelten Punkte können auch als Chips oder Kärtchen ausgehändigt werden. Vorab wird mit dem Kind gemeinsam festgelegt und am besten aufgeschrieben, wofür diese Punkte eingetauscht werden können. Am Wochenende gelten andere Abmachungen. Nachdem es mit dem Stofftier schneller geklappt hat, als Mama und Papa erwartet hatten, einigen sie sich mit Eloise auf Folgendes – dabei macht sie selbst gute Vorschläge:

Aussuchen dürfen, was es zum Essen gibt	3 Punkte
Eine Extra-Geschichte vorgelesen bekommen	3 Punkte
Etwas länger draußen spielen dürfen	4 Punkte
Mit den Eltern ein Spiel spielen, das sie sich aussuchen darf	4 Punkte
Etwas länger aufbleiben dürfen	5 Punkte
Bei einer Freundin übernachten dürfen	8 Punkte
Eine Freundin zum Eis einladen dürfen	10 Punkte
Mit Papa zum Schwimmen gehen	10 Punkte
Mit Papa und Mama ins Kino gehen	20 Punkte

Wie können wir solche Listen betrachten?

Eltern haben sich immer mal wieder beklagt, weil sie in ihrer Suche nach Hilfestellung z. B. in Erziehungsbüchern auf solche Belohnungslisten stießen und sie zu materialistisch fanden. Sie würden den Egoismus der Kinder fördern, die dann noch stärker fragen würden: „Was krieg' ich dafür?“ Manche Listen seien auch zu kompliziert. Von Fehlschlägen war häufiger die Rede. Viele haben es gar nicht erst versucht. Es gab aber auch andere Beispiele. Ein Vater hat sein eigenes System entwickelt und war so begeistert dabei, dass er die Kinder gleich angesteckt hat. Ich persönlich habe die besten Erfahrungen mit überschaubaren Listen gemacht. Sie galten für gewisse Periode und waren auf ein klares Ziel ausgerichtet. So waren sie recht hilfreich.

Aus christlicher Sicht steht natürlich nicht die Belohnung im Mittelpunkt, sondern die Beziehung zu Gott. Wo er die Mitte einer Familie ist, erscheint alles in einem anderen Licht, selbst solche Methoden. Wenn Gott dazukommt, verändert sich unsere gesamte Identität – auch als Familie. Das Eigentliche ist nicht in der Reaktion auf Verstärkerreize zu finden. Der Mensch ist mehr als ein auf Reize reagierender Organismus. Er ist längst nicht so deterministisch zu sehen, wie manche glauben, sondern kreativ und befähigt, selbst Entscheidungen zu treffen und Reize eigenständig zu erzeugen. Das Eigentliche ist die Beziehung zu Gott. Dadurch erhält er z. B. Zugang zu

- Agape-Liebe (die göttliche Liebe nach 1. Kor. 13).
- Shalom-Friede im Herzen der Eltern / des Kindes (Kol. 3,15).
- Dynamis (Kraft, Fähigkeit) des Heiligen Geistes (2. Tim. 1,7).

Das Nachgeordnete ist auch wichtig, aber eben nachgeordnet: die Verstärkung.

Ist es nicht entscheidend, immer wieder das Eigentliche in unserem Leben zu sehen? Wo begegnen wir dieser Kraft? Wo können wir unseren inneren Schmerz abladen? Wohin führt uns Gottes Liebe und sein Friede? Vielleicht zum gezielten und anhaltenden Gebet (Gleichnis vom bittenden Freund und von der bittenden Witwe in Lukas 11,5-8 und Lukas 18,2-5)? Vielleicht zu einer neuen Begegnung mit dem Herzen des Kindes in einem Gespräch über das morgendliche Trödeln oder Bereiche unseres Schmerzes? Vielleicht zum Trösten, weil wir jetzt erst merken, wie sehr das Kind selbst darunter leidet? Vielleicht dahin, dass wir mehr Wert auf seine Einsichtsfähigkeit und Entscheidungsfähigkeit legen und verhaltenstherapeutische Belohnungslisten lediglich einen zusätzlichen Gedächtnisanreiz geben?

Umgang mit Medien

Kinder mit ADS können sich voll auf eine Sache einlassen – bis hin zu einem suchtartigen Verhalten. Viele ADS-Kinder sind hier stärker gefährdet als andere, manche Erwachsene mit ADS-Problemen ebenso. Es kann also notwendig werden, ein Kind vor einer zu starken Bindung an ein Medium zu schützen. Manche Eltern unterbinden den Kontakt zum Medium kurzerhand. Ein entscheidender Nachteil dabei ist, dass die Kinder so nicht lernen können, mit dem Medium bewusster und distanzierter umzugehen.

Ich sehe das Lernziel eher im kontrollierenden Umgang mit dem Medium. Paulus sagt in einem bestimmten Zusammenhang hilfreich:

> **Alles ist erlaubt, aber nicht alles ist nützlich;**
> **alles ist erlaubt, aber nicht alles erbaut.** **1. Korinther 10,23**

und:

> **Alles ist mir erlaubt, aber ich will mich von nichts beherrschen lassen.**
> **1. Korinther 6,12b**

Vielmehr sollen wir mit Jesus herrschen. Zugegeben, viele Erwachsene können das auch nicht und klagen: „Hätte ich doch diesen blöden Film gestern Abend nicht gesehen, dann wäre ich heute nicht so müde, und wirklich gelohnt hat es sich auch nicht." Die meisten Filme, die wir sehen, sind es eigentlich nicht wert, gesehen zu werden.

Aber wäre das nicht gerade ein Grund dafür, unseren Kindern einen kritischen Umgang mit dem Fernsehen und natürlich auch mit den modernen Medien nahe zu bringen? Wie kann das geschehen? Auch hier möchte ich mich auf eine konkrete Anregung zu diesem Thema beschränken. Meine Frau und ich haben damit gute Erfahrungen gemacht. Die Kinder können auf diese Weise unterstützt werden, in den Prozess der kritischen Auseinandersetzung mit Medien einzusteigen. Es funktioniert so:

Jedes Kind bekommt pro Woche 12 Chips, kleinere Geschwister entsprechend weniger. Jeder Chip kann gegen eine halbe Stunde Fernsehen eingetauscht werden, d. h. eine Stunde täglich, sechs Tage die Woche. Die Chips müssen vor der gewünschten Sendung abgegeben werden. Das Kind braucht eine gute Fernsehzeitschrift, anhand derer es sich einen Überblick über die angebotenen Sendungen verschaffen kann und entscheiden kann, welche Sendung es ihm wert ist. Auf diese Weise kann das Kind eine Struktur in seine Fernsehzeit hineinbringen und gleichzeitig kritisch auswählen lernen. Wahlloses Drauflosgucken ist also nicht mehr angesagt. Sollte es trotzdem passieren, würde das Kind weniger Chips für seine Lieblingssendungen in der betreffenden Woche haben. Es gibt aber noch eine Alternative zum Fernsehen: Nicht verbrauchte Chips können in zusätzliches Taschengeld eingelöst werden, z. B. 0,25 Cent pro Chip. Unsere Kinder meinten, dass wir wahrscheinlich bald betteln würden und sagen: „Na, wollt ihr nicht ein bisschen Fernsehen gucken." (Damit wir weniger Taschengeld zu bezahlen hätten.) Zwar war es nicht ganz so, aber dieses System hat doch erstaunlich lange gute Impulse in unsere Familie hineingebracht und zu einer ernsthafteren Auseinandersetzung mit dem Fernsehprogramm geführt. Hierin sehen wir auf lange Sicht auch den besten Schutz vor der ungeheuren Macht der Medien.

Wenn Sie es einmal ausprobieren möchten, passen Sie es an Ihre Bedürfnisse an. Es gibt sicherlich noch die eine oder andere Feinheit abzuklären, aber das merken Sie schnell.

Hilfen, die das Lernen unterstützen

Aufgrund ihrer Wahrnehmungsschwierigkeiten (beim Sehen und Hören z. B.), mangelnder Konzentration und Ausdauer gelangen bei vielen ADS-Kindern die Lerninhalte nicht so schnell ins Langzeitgedächtnis. Wenn andere Buchstaben und Zahlen, Wortbilder und

Lösungswege schon längst gespeichert haben, so sind sie bei vielen dieser Kinder schnell wieder weg. Manchmal werden sie deswegen zu Unrecht für dumm, faul oder unwillig gehalten. Allerdings merken viele dieser Kinder auch, dass ihnen das Lernen schwerer fällt. Wenn sie dann noch Druck aus ihrer Umgebung spüren, machen sie u. U. völlig zu. Weil sie keine Strategie haben, wissen sie oft auch nicht, wie sie z. B. den vor ihnen liegenden Berg an Hausaufgaben bewältigen sollen. Sie fühlen sich überfordert und explodieren.

Hausaufgabenmanagement

Wenden wir uns zunächst dem Hausaufgabenmanagement anhand eines Beispiels zu. Zuerst fand Peter das Ganze viel zu aufwändig. Dann aber merkte er, dass er seine Hausaufgaben dadurch seltener vergaß. Er bekam ein Hausaufgabenheft und lernte, alle Hausaufgaben dort einzutragen. Auch seine Lehrerin achtete darauf. Das war so abgemacht. Peter wusste, etwa eine halbe Stunde nach dem Mittagessen sollte er damit beginnen. Das war immer so außer am Mittwoch. Da musste er sich sehr beeilen, weil er noch Tennistraining hatte. Diese immer wiederkehrende Struktur half ihm, sich nicht gleich nach einer Verschnaufpause auf andere Dinge einzulassen und dann wütend zu werden, weil er keine Lust mehr auf Hausaufgaben hatte.

Er schaute in sein Hausaufgabenheft und suchte sich die leichteste Aufgabe heraus. Dann überlegte er, wie viel Zeit er dafür wohl benötigen würde. Das notierte er oder stellte sich seine Küchenuhr danach. Dann legte er sofort los und versuchte es mit Sorgfalt zu tun (machte auch mehr Spaß). Mit der Zeit stimmte seine Schätzung meistens. Wenn nicht, überlegte er, warum er zu früh oder zu spät fertig war. Dann hatte er z. B. getrödelt, weil er eine Fliege in seinem Zimmer beobachtet hatte. Er nahm sich vor: „Bei der nächsten Aufgabe werde ich mich auf gar keinen Fall ablenken lassen – komme, was will." So ging er dann zur nächsten Aufgabe über. Manchmal erlaubte er sich eine kurze Pause, aber nur kurz, sonst kam ihm schon wieder dieser und jener Gedanke und dann ... Na ja, Sie wissen schon. Nach einem längeren Telefonat war es besonders schwierig für Peter, den Anschluss wieder zu finden.

Falls es nötig sein sollte, kann auch ein Aufgabenplan mit Belohnungen für zusätzlichen Anreiz sorgen.

Klassenarbeiten planen mit System

Ähnlich wie bei den Hausaufgaben können Sie auch für das Vorbereiten von Klassenarbeiten eine Struktur mit Ihrem Kind finden. Dabei hat sich folgende Reihenfolge gemeinhin bewährt. So, wie ich jeden Schritt betitelt habe, ergeben die Anfangsbuchstaben einen interessanten Sinn:

1. **S**ofort aufschreiben (z. B. Hausaufgabenheft):
   Fach und Datum mit Wochentag.
2. **I**nhalt: Was muss ich dafür alles können und wo steht das.
3. **E**inteilung des Stoffes: Wie viele Tage habe ich Zeit,
   und was will ich an welchem Tag lernen?
4. **G**eneralprobe: Am letzten Tag kontrolliere ich,
   ob ich noch alles kann.

Was dabei herauskommen könnte, haben Sie sicher schon gelesen: **SIEG**. Vielleicht kann sich das Kind die Sache so besser merken!

Lernstörungen

Lernprobleme können ganz unterschiedlich auftreten, beim Lesen, Schreiben, beim Rechnen oder ganz allgemein bei der Umsetzung des vorhandenen intellektuellen Potentials. Deutlich betroffene Kinder mit ADS können ihr Potential ohne Behandlung kaum umsetzen. Manchmal ist dies nicht zu merken, weil diese Kinder es aufgrund ihrer nicht selten überdurchschnittlichen Intelligenz ausgleichen können.

Sollte trotz einer erfolgreich behandelten ADS weiterhin eine Lese- und Rechtschreibschwäche oder eine Rechenschwäche bestehen bleiben, so ist es ratsam, abzuklären, ob auch eine Legasthenie oder Dyskalkulie besteht. Nach Hallowell und Ratey (1998) gibt es viele Arten von ADS, auch eine, die mit weiteren Lernstörungen verbunden ist.

Rechtschreibung, Rechenaufgaben, Vokabellernen – ein Trainingsprogramm

Am Beispiel des Grundwortschatzes möchte ich Ihnen nun ein allgemein bewährtes System vorstellen, das Sie für viele Lerninhalte anwenden können. Dabei bin ich mir darüber im Klaren, dass dieses Programm für manche ADS-Familien zu lang und zu kompliziert ist, besonders wenn auch die Eltern betroffen sind. Dennoch möchte ich es weitergeben, weil es für andere eine große Hilfe sein kann. Wir selbst haben damit einmal in den Sommerferien gute Erfahrungen gemacht. Das Kind kam aus der Schule und berichtete erfreut: „Die anderen hatten alles wieder vergessen, nur ich konnte die Worte noch!" Der „Kampfpreis" für dieses Erfolgserlebnis war allerdings nicht gering. Denken Sie auch an den Vorschlag am Anfang des Kapitels, sich zunächst nur einen einzigen Vorschlag herauszusuchen und damit weitere Erfahrungen zu sammeln.

Kinder können sich Wortbilder auf folgende Weise einprägen und damit ihre Rechtschreibung entscheidend verbessern. Alle Wörter, anfangs z. B. der Grundwortschatz der ersten Klasse, werden auf Karteikärtchen geschrieben. Alle Karteikarten werden dann in die erste Unterteilung eines Karteikastens gesteckt. An jedem Tag werden drei Blöcke mit jeweils vier Wörtern daraus geübt. Bei größeren Kindern können es mehr sein. In der Hausaufgabenzeit werden diese Wörter nur eingeprägt und buchstabiert – vorwärts und rückwärts. In der Zeit des Abendessens, mindestens aber zwei Stunden später, werden sie geschrieben und damit überprüft. Kurz vor dem Schlafengehen können falsch geschriebene oder an dem Tag neu hinzugekommene Wörter noch einmal wiederholt werden.

An jedem Tag kommt ein Block mit vier neuen Wörtern hinzu und vier alte fallen weg. Außer den neuen vier werden jeweils die von gestern und vorgestern geübt. An jedem Tag bekommt jede geübte Karteikarte einen Punkt. Nach drei Punkten (drei Tagen) ruht sie bis zum sechsten Tag. An diesem Tag werden alle Wörter mit drei Punkten wiederholt, d. h. geschrieben. Sonst wird nichts geübt. Am siebten Tag ist Pause. In der nächsten Woche wird der Turnus fortgesetzt.

Alle Wörter, die am Kontrolltag richtig geschrieben worden sind, kommen in die zweite Unterteilung des Karteikastens. Darauf steht: „Wiederholung nach 20 Wörtern". Diese Abteilung wird also erst dann wiederholt, wenn sich 20 Wörter in ihr angesammelt haben. Sie werden außer der Reihe wiederholt. Die gekonnten Wörter wandern in die dritte Unterteilung: „Wiederholung nach 30 Wörtern". Wenn sich nach einiger Zeit hierin 30 Wörter angesammelt haben, werden diese ebenfalls wiederholt und haben die Chance, in die vierte Unterteilung „Wiederholung nach 40 Wörtern“ zu gelangen. Schlusslicht bildet die Unterteilung „Wiederholung nach 50 Wörtern“. Wenn die dann richtig geschrieben worden sind, werden sie aus dem Karteikasten herausgenommen und können z. B. in die persönliche Schatzkiste des Kindes wandern. Sie sind nun der persönliche Grundwort-„Schatz“. Alle Wörter, die bei den Wiederholungen nicht gekonnt werden, kommen wieder nach vorne in die erste Rubrik des Karteikastens und fangen noch einmal da an, wo die allererste Karteikarte herausgezogen wurde. Falls in einer Woche mehr als eine Unterteilung voll werden sollte, so wird eine Wiederholung auf die folgende Woche verschoben.

Ziel dieses Systems ist, dass das Kind die leichten Wörter möglichst selten wiederholt und die schweren so oft, bis es sie kann. Weiteres Ziel ist, das Kind dabei nicht zu entmutigen und deshalb nur zwölf Wörter pro Tag zu lernen. Wenn das noch zu viel ist, gehen Sie lieber mit der Anzahl herunter und behalten die Regelmäßigkeit bei. Lieber regelmäßig wenig trainieren als gelegentlich viel.

Wenn Sie mit diesem hier beschriebenen Trainingsprogramm beginnen wollen, so haben Sie am ersten Tag nur vier Wörter aus dem Karteikasten mit dem Kind zu lernen. Am zweiten Tag kommen vier neue hinzu und die vom ersten Tag – macht acht Wörter. Erst am dritten Tag kommen Sie auf zwölf, indem Sie wieder vier neue hinzunehmen und die acht vom Vortag. Nun haben die vom ersten Tag drei Punkte. Die lassen Sie am vierten Tag liegen bis zur Wochenendkontrolle (sechster Tag). Dann kontrollieren Sie wie oben beschrieben, welche Wörter Ihr Kind schon kann. So geht es weiter, bis die anderen Unterteilungen sich nach und nach füllen.

Wenn Sie noch andere Fragen haben, z. B. zum Lesen oder Rechnen, dann möchte ich Sie auf die vielfältige Literatur verweisen oder auf hilfreiche Computerprogramme, z. B. zum Englischlernen. Auch zum Thema „Lernen zu Lernen“ gibt es gute Bücher. Hier werden Sie sicherlich etwas Passendes finden. Über Unlust, Misserfolge, Hausaufgaben und Zeitmanagement schreiben z. B. Aust-Claus und Hammer (1997).

Bezugspersonen wie Lehrer, Therapeuten, Kindergottesdienstleiter und andere, die miteinander kooperieren können, braucht das Kind ebenso. Je mehr in der Öffentlichkeit über ADS mit und ohne Hyperaktivität gesprochen wird, umso deutlicher tritt die Frage der Kooperation aller Beteiligten zur Unterstützung des Kindes in den Vordergrund. Dies betonen viele Praktiker, besonders Aust-Claus und Hammer (1999).

Stellen Sie sich vor, dass alle an einem Strang ziehen würden, die mit dem Kind zu tun hätten: die Lehrerin in der Schule, der Therapeut, der Kindergruppenleiter usw. Stellen Sie sich weiter vor, dass auch diese Bezugspersonen Ihres Kindes wüssten, woran Sie gerade mit dem Kind arbeiten und das unterstützen würden, bis hin zu einem „Geheimcode", der z. B. beim Wegträumen in der Schulklasse vereinbart werden könnte. Bei einer guten Zusammenarbeit sind den Möglichkeiten keine Grenzen gesetzt.

Wie wäre es, wenn diese Helfer sich mit ADS intensiver auseinandersetzen würden und so das Kind viel besser verstehen und annehmen könnten, ja, wenn sie nun auch anfangen würden, Ihrem Kind Bestätigung zu geben und es gezielt zu unterstützen?

Bleiben wir bei einer ganz wichtigen Person aus dem ADS-Team, der Lehrerin bzw. dem Lehrer. Folgendes könnten Sie mit der Lehrkraft abklären (Aust-Claus und Hammer, 1999):

- Was weiß sie bereits über ADS? Ist sie bereit, sich weiter darüber zu informieren?
- (Lehrer und Lehrerinnen, die wenig informiert sind, könnten Sie z. B. auf eine Handreichung des Staatsinstituts für Schulpädagogik und Bildungsforschung München mit dem Titel „Aufmerksamkeitsgestörte, hyperaktive Kinder und Jugendliche im Unterricht" (1999) hinweisen. Dieses Fachbuch ist speziell für Lehrer geschrieben und enthält neben sachlichen Informationen auch eine Sammlung von pädagogischen Möglichkeiten für Lehrkräfte.)
- Ist sie zu einer Zusammenarbeit mit den Eltern bereit verbunden mit regelmäßigem Austausch über die Situation in der Klasse?
- Möchte sie von Ihnen ausführliche Informationen über die Situation des Kindes?

- Nimmt sie das Verhalten des Kindes manchmal zu persönlich?
- Ist sie bereit, gemeinsam mit Ihnen die individuellen Stärken des Kindes herauszufinden und gemeinsame Hilfen zur Unterstützung mit Ihnen zu verabreden?
- Will sie sich bietende Gelegenheiten nutzen, um das Kind in die Klassengemeinschaft zu integrieren?
- Kann sie einsehen, warum die Umgebung des Kindes so gestaltet werden sollte, dass das Kind nicht abgelenkt wird? Dazu gehört z. B., nicht in der Nähe des Fensters zu sitzen oder in der Nähe des Papierkorbs, der Tür bzw. bestimmter anderer Kinder, sondern in ihrer eigenen Nähe!
- Kann sie sich vorstellen, den Unterricht so zu gestalten, dass möglichst viele Sinne beteiligt sind? Allein der Blickkontakt hilft dem aufmerksamkeitsgestörten Kind zusätzlich, bei der Sache zu bleiben.
- Wie kann sie die Arbeitsorganisation des Kindes unterstützen?
- Ist sie evtl. sogar bereit, der Klasse zu erklären, warum dieses Kind eine Sonderbehandlung benötigt. Manchmal ist das bei sehr hyperaktiven Kindern angebracht, die z. B. nicht in der Lage sind, ruhig sitzen zu bleiben. Manchmal ist es gut, dem Kind eine spezielle Aufgabe zu übertragen, damit das Kind seine Position in der Klasse besser findet.
- Gibt es genügend Möglichkeiten, sich in den Pausen körperlich zu bewegen?
- Und bei manchen ein Thema für sich: Wie können Sie gemeinsam das Hausaufgabenthema ordnen?

Immer noch gibt es Eltern, die starke Hemmungen haben, ein solches Thema wie ADS mit anderen überhaupt anzusprechen. Manche Eltern geben lieber ein Medikament, als erst einmal alles andere zu versuchen. Selbst wenn Sie schon viel versucht haben, und das Kind benötigt Medikamente, so suchen Sie dennoch Mitglieder für Ihr ADS-Team. Geben Sie nicht auf, wichtige Teammitglieder wie die Lehrkraft zu gewinnen. Denn damit das Kind lernt, mit seinen Schwächen umzugehen, braucht es mehr als Medikamente. Es braucht Menschen, die hinter ihm stehen und Unterstützung geben, Menschen auch außerhalb der eigenen Familie!

KAPITEL V

ADS bei Erwachsenen

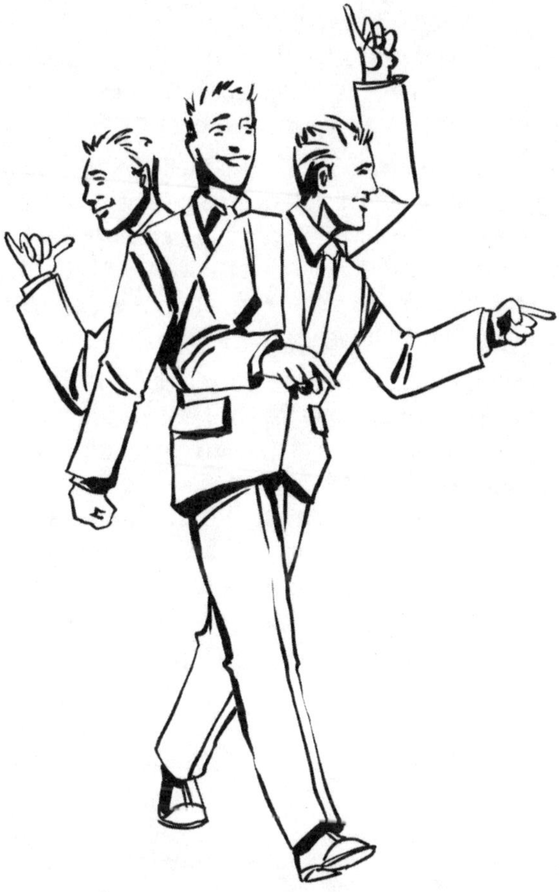

In diesem Kapitel erhalten Sie:

- Informationen, welche Symptome bei Erwachsenen mit ADS auftreten
- 40 Tipps zu einer erfolgreichen Lebensgestaltung trotz ADS
- Eine praktische Übung zur Vertiefung und Umsetzung

ADS bei Erwachsenen

Nicht selten stellen Mütter oder Väter bei der Beschäftigung mit ihren ADS-Kindern fest, dass sie als Kinder genauso waren oder manchmal immer noch sind. Bei einigen kommt es zu ausgesprochenen Aha-Erlebnissen: „Könnte das die Antwort auf alles sein, was ich bei mir selbst nie verstanden habe?" Eine Frau berichtete mir einmal: „ADS war die Antwort auf dreißig Jahre Suche. Seit einigen Monaten ist es bei mir diagnostiziert, und ich nehme jetzt Ritalin. Seitdem geht es mir wesentlich besser."

Andere Erwachsene mit ADS haben es nicht erst neu herausgefunden, dass sie betroffen sind, sondern waren es bereits als Kinder und wurden entsprechend behandelt. Eine grobe Faustregel besagt, dass sich bei etwa einem Drittel der Kinder mit ADS das Syndrom in der Teenager- und Jugendzeit nicht verändert und auch die medikamentöse Behandlung nicht wegfällt.

Langzeitschäden durch Nebenwirkungen sind bisher bei ihnen nicht bekannt. Wie erwähnt wurde das Methylphenidat schon Ende der 30er Jahre erstmals eingesetzt. Die vom Göttinger Neurobiologen Hüther aufgeworfene und umstrittene Hypothese, Ritalin könne unter bestimmten Voraussetzungen eine spätere Parkinson-Erkrankung begünstigen, ist wohl zu prüfen, aber selbst nach seinen eigenen Angaben bisher nicht nachgewiesen.

In Deutschland gibt es nur wenige Fachleute, die sich mit dem Phänomen der Erwachsenen-ADS intensiv auseinander gesetzt haben. Aber ihre Zahl wächst. Ebenso wächst auch das Interesse der Forscher und damit die Anzahl der Untersuchungen zu diesem Thema. Man geht davon aus, dass 2 % aller Erwachsenen davon betroffen sind. Manche Schätzungen reichen sogar bis zu 6 %.

Kriterien

Für manche Leser mag die Diagnose ADS oder etwas offizieller ADHS bei Erwachsenen jedoch schon so selbstverständlich sein, dass es Sie wundern wird, zu erfahren, wie wenig abgesichert und anerkannt allerorts kursierende Kriterien bei Erwachsenen (im Gegensatz zu Kindern) noch sind. Für Erwachsene gibt es nämlich noch keine Kriterien, die im Feldversuch getestet und validiert worden sind, wie dies für Kinder der Fall ist. Auch in den eingangs erwähnten, weltweit gängigen diagnostischen Klassifikationssystemen ICD 10 oder

DSM IV finden wir keine entsprechende Liste für Erwachsene, sondern nur den Hinweis, dass die Störung bereits im Kindesalter begonnen haben soll. Wir müssen davon ausgehen, dass viele Betroffene nicht frühzeitig erkannt werden und erst später Hilfe suchen.

Es ist schon erstaunlich, mit welcher Selbstverständlichkeit Symptomlisten z. B. aus dem Internet als endgültig hingenommen werden. Was wir im Moment über diese Kriterienlisten wissen, ist, dass sie sich noch ändern werden. Hallowell und Ratey (1998) machen einen solchen Vorschlag, den sie mit ihren klinischen Erfahrungen und Forschungsarbeiten begründen. Sie grenzen sich darin von einem Pionier auf diesem Gebiet ab, Paul Wender, der sich mit seiner Beschreibung auf die Kernsymptome der Erwachsenen-ADS konzentriert. Dabei enthalten seine sogenannten Utah-Kriterien, die zu Forschungszwecken entwickelt wurden (siehe Kasten), nicht die Möglichkeit der ADS ohne Hyperaktivität. Wender selbst erkennt diese Möglichkeit jedoch an.

A. Auftreten der ADS in der Kindheit sowohl mit Aufmerksamkeitsdefiziten wie mit motorischer Hyperaktivität in Verbindung mit mindestens einem der folgenden Charakteristika: Verhaltensprobleme in der Schule, leichte Reizbarkeit und Wutausbrüche.
B. Auftreten der ADS bei Erwachsenen mit ständigen Aufmerksamkeitsproblemen und motorischer Hyperaktivität in Verbindung mit zwei der folgenden fünf Symptome: affektive Labilität, Jähzorn, Intoleranz gegenüber Stress, Zerfahrenheit und Impulsivität.

Im Folgenden möchte ich Ihnen nun die von den erwähnten amerikanischen Pionieren, Hallowell und Ratey (1998), vorgeschlagenen Kriterien für die Diagnose von ADS bei Erwachsenen vorstellen. Manche ihrer Vorschläge scheinen mir auch für die Arbeit mit älteren Jugendlichen geeignet zu sein.

Ihre Diagnose besteht aus drei Hauptmerkmalen (A, B und C). Unter Punkt A summieren sie 20 Symptome, wovon mindestens 15 nach ihrer Definition vorliegen sollen. Wichtig ist ihnen, dass ein Kriterium nur dann als erfüllt gilt, wenn das Verhalten erheblich häufiger auftritt als bei der Mehrzahl der Menschen gleichen Alters und gleicher Grundbegabung.

Vorgeschlagene Kriterien für die Diagnose von ADS bei Erwachsenen nach Hallowell und Ratey (1998, S. 119–124):

A. *Eine chronische Störung, bei der mindestens fünfzehn der folgenden Symptome vorliegen:*

1. Ein Gefühl von Leistungsschwäche, nicht die Ziele erreicht zu haben, die man sich gesteckt hat (ungeachtet dessen, wie viel man tatsächlich geleistet hat).

Dieses Symptom steht an erster Stelle, weil es der häufigste Grund dafür ist, warum Erwachsene Hilfe suchen. „Ich kann mich einfach nicht konzentrieren“, ist der ständig wiederkehrende Refrain. Die einen bringen vielleicht nach objektiven Maßstäben Höchstleistungen, während sich die anderen mit dem Gefühl abquälen, in einem Irrgarten verloren und unfähig zu sein, aus dem eigenen Potential für sich Nutzen zu ziehen.

2. Schwierigkeiten mit der Organisation des alltäglichen Lebens.

Ein größeres Problem für Menschen mit ADS. Ohne die Ordnungszwänge der Schule im Hintergrund und ohne Eltern in der Nähe, die Ordnung in ihrem Leben schaffen, zeigen diese Erwachsenen sich den organisatorischen Anforderungen des Alltagslebens möglicherweise nicht gewachsen. Die vermeintlich „kleinen Dinge“ können sich zu riesigen Hindernissen auftürmen. Weil der sprichwörtliche Nagel fehlt – weil sie eine Verabredung versäumt, einen Scheck verloren, einen Termin vergessen haben –, geht ihnen vielleicht ein Königreich verloren.

3. Chronisches Auf-die-lange-Bank-Schieben der Dinge beziehungsweise Mühe, eine Sache anzufangen.

Da sie befürchten, sie könnten die Sache falsch machen, haben Erwachsene mit ADS eine solche Angst, eine neue Aufgabe in Angriff zu nehmen, dass sie sie immer wieder hinausschieben, was natürlich die Angstbesetztheit vergrößert.

4. Es sind viele Projekte gleichzeitig am Laufen; Schwierigkeiten, eine Sache durchzuziehen.

Eine logische Folge von Punkt 3. Ist dann eine Aufgabe aufgeschoben, wird eine neue in Angriff genommen. Am Ende des Tages, der Woche, des Jahres sind zahllose Projekte angefangen und nur wenige davon beendet worden.

5. Eine Neigung, zu sagen, was einem gerade in den Sinn kommt, ohne die nötige Überlegung, ob es der richtige Zeitpunkt oder die passende Gelegenheit für die Bemerkung ist.

Wie das ADS-Kind im Klassenzimmer lässt sich der Erwachsene mit ADS von seiner Begeisterung mitreißen. Es kommt ihm ein Gedanke, und er muss sofort ausgesprochen werden – Takt oder Berechnung weichen kindlichem Überschwang.

6. Häufige Jagd nach hochgradiger Stimulierung.

Der Erwachsene mit ADS hält ständig Ausschau nach etwas Neuem, Fesselndem, nach etwas in der Außenwelt, das dem Wirbelsturm entspricht, der in seinem Inneren tobt.

7. Mangelnde Toleranz gegenüber Langeweile.

Eine logische Folge von Punkt 6. Menschen mit ADS haben eigentlich selten Langeweile. Das liegt daran, dass sie in der Tausendstelsekunde, in der sie sich gelangweilt fühlen, sofort aktiv werden und sich auf etwas Neues verlegen; sie zappen einfach auf einen anderen Kanal.

8. Leichte Ablenkbarkeit, Probleme, die Aufmerksamkeit zu fokussieren, eine Neigung, mitten auf einer Seite oder in einem Gespräch abzuschalten oder in Gedanken abzuschweifen, nicht selten verbunden mit der Fähigkeit, auch zu hyperfokussieren.

Das ADS-Symptom par excellence. „Das Abschalten" ist ein ganz unwillkürlicher Vorgang. Es passiert, wenn der Betreffende sozusagen einen Augenblick nicht aufpasst, und im nächsten Moment ist er auch schon weggetreten. Die nicht seltene außergewöhnliche Fähigkeit zu hyperfokussieren ist in der Regel ebenfalls gegeben, was die Tatsache unterstreicht, dass es sich bei dem Syndrom nicht um eine Aufmerksamkeitsschwäche, sondern um eine Aufmerksamkeitsinkonsistenz handelt.

9. Häufig kreativ, intuitiv, hochintelligent.

Kein Symptom, trotzdem erwähnenswert. Mitten in ihrer Zerfahrenheit und Ablenkbarkeit haben Erwachsene mit ADS episodische Phasen geistiger Brillanz. Dieses „besondere Etwas“ zu stabilisieren, ist das Behandlungsziel.

10. Probleme, sich an Verfahrensregeln oder an ein Procedere zu halten.

Anders als man denken könnte, ist das keine Folge irgendwelcher ungelöster Probleme mit Autoritätspersonen. Es ist vielmehr eine Bekundung von Langeweile und Frustration: Langeweile bei jeder Form von Routine, gepaart mit Begeisterung für neue Wege, und Frustration über die eigene Unfähigkeit, etwas so zu machen, wie es gemacht werden „sollte“.

11. Ungeduld, geringe Toleranz gegenüber Frustrationen.

Frustrationen jeglicher Art erinnern den ADS-Erwachsenen an alle Fehlschläge der Vergangenheit. „O nein“, denkt er, „nicht schon wieder!“ Deshalb wird er wütend oder zieht sich in sein Schneckenhaus zurück. Die Ungeduld rührt von dem Bedürfnis nach ständiger Stimulierung her und verleitet andere unter Umständen dazu, den Betreffenden für unreif oder unersättlich zu halten.

12. Impulsiv, beim Reden ebenso wie beim Handeln, z. B. beim impulsiven Geldausgeben, Ändern von Plänen, Propagieren neuer Programme oder Karrierepläne und dergleichen mehr.

Dieses kann, je nach der Natur des Impulses, eines der schädlichsten oder nützlichsten Symptome der ADS bei Erwachsenen sein.

13. Eine Neigung, sich unaufhörlich unnötige Sorgen zu machen; ein Hang, geradezu Ausschau zu halten nach

etwas, worüber man sich Sorgen machen kann, während dann wieder die wirklichen Gefahren nicht beachtet oder übersehen werden.

14. Unsicherheitsgefühl

Viele Erwachsene mit ADS haben ein chronisches Unsicherheitsgefühl, unabhängig davon, wie stabil ihre Lebensumstände sein mögen. Sie haben nicht selten das Gefühl, dass die Welt um sie herum zusammenstürzt.

15. Stimmungsschwankungen, Stimmungslabilität, vor allem nach der Trennung von einem Menschen oder nach Beendigung eines Projekts.

Der ADS-Kranke kann plötzlich schlechte Laune bekommen, dann gute Laune und wieder schlechte Laune, und das alles innerhalb weniger Stunden und ohne ersichtliche Gründe. Diese Stimmungsschwankungen sind nicht so prononciert wie die Stimmungsschwankungen, die bei manisch-depressiver Erkrankung beziehungsweise bei Depressionen auftreten. ADS-Erwachsene sind anfälliger für Stimmungsschwankungen als ADS-Kinder. Das liegt großenteils an den Frustrationen und Fehlschlägen, die sie in der Vergangenheit erlebt haben, zum Teil aber auch an der biologischen Komponente der Störung.

16. Motorische beziehungsweise innere Unruhe.

Bei Erwachsenen ist die Hyperaktivität gewöhnlich nicht, wie bei Kindern, in ihrer Vollform wahrzunehmen. Statt dessen stellt sie sich als eine „nervöse Energie“ dar: Der Betreffende läuft auf und ab, trommelt mit den Fingern, wechselt die Sitzhaltung, läuft häufig vom Tisch weg oder aus dem Zimmer, ist gereizt, wenn er nichts zu tun hat.

17. Tendenz zu Suchtverhalten.

Der Betreffende kann nach einem Stoff – etwa Alkohol oder Kokain – oder nach einer Aktivität – etwa Spielen, Einkaufen, Essen, Arbeiten – süchtig sein.

18. Probleme mit dem Selbstwertgefühl.

Das ist das unmittelbare, traurige Ergebnis jahrelanger Frustrationen und Fehlschläge oder einfach das Gefühl, nie richtig durchzusteigen. Selbst ADS-Kranke, die eine ganze Menge erreicht haben, fühlen sich in gewisser Beziehung unzulänglich. Es ist beeindruckend, welches Stehvermögen die meisten ADS-Erwachsenen trotz aller Rückschläge haben.

19. Unzutreffende Selbstbeurteilung.

Die meisten Erwachsenen mit ADS können sich selbst schlecht beurteilen. Sie können ihre Wirkung auf andere Menschen nicht genau abschätzen. Sie halten sich gewöhnlich für weniger erfolgreich oder mächtig, als sie von anderen gehalten werden.

20. Familiär gehäuftes Auftreten von ADS, manisch-depressiver Erkrankung, Depressionen, Suchtverhalten, Probleme mit der Impulskontrolle oder mit Stimmungen.

Da ADS wahrscheinlich vererblich und den anderen genannten Krankheiten verwandt ist, ist es nichts Ungewöhnliches (es ist aber nicht unabdingbar), wenn man ein solches familiär gehäuftes Auftreten feststellt.

B. Auftreten der ADS in der Kindheit. Sie ist vielleicht nicht förmlich diagnostiziert worden, die einstigen Anzeichen und Symptome müssten jedoch bei der Anamnese identifizierbar sein.

C. Die Situation lässt sich nicht mit einer anderen organischen oder psychiatrischen Krankheit erklären.

Es fällt auf, dass in diesen Kriterien sowohl Kernsymptome als auch Sekundärsymptome sowie klinische Befunde wie den Missbrauch von suchtbildenden Stoffen oder ein familiär gehäuftes Auftreten von ADS enthalten sind. Dies ist bei Hallowell und Ratey allerdings kein Versehen, sondern durchaus Absicht. Sie wollen mit ihren Kriterien das gesamte Spektrum der ADS bei Erwachsenen abdecken. Ich könnte mir durchaus vorstellen, dass andere Forscher das anders sehen. Man darf gespannt sein ...

Hilfen bei ADS im Erwachsenenalter

Wie ich am Anfang dieses Kapitels erwähnte, kann die Beschäftigung mit diesem Phänomen manchem Erwachsenen spontan eine Antwort geben auf vieles, was er bisher in seinem Leben nicht verstehen konnte. Es ist wie bei einem Puzzle: Plötzlich passen alle Teile zusammen und man wundert sich, warum man es nicht schon vorher bemerkt hat. Ruhelosigkeit, Unaufmerksamkeit, Vergesslichkeit und Unzuverlässigkeit, Selbsthass, Zerfahrenheit, Sorgen und Grübeleien, Leistungsprobleme, Strukturierungsprobleme, Stimmungsschwankungen, Impulsausbrüche, Suchtprobleme und frustrierende Erfahrungen mit andern Menschen stehen nun in einem andern Licht. Die Erkenntnis greift um sich: Es gibt einen Namen dafür. Ich bin nicht allein damit. Allein dies kann schon eine beträchtliche therapeutische Wirkung haben.

Sollte eine medikamentöse Therapie nötig sein und auch noch anschlagen, ist es für manche wie ein kleines Wunder. Unvermutet kommt doch noch das Happy End im Lebensfilm. Diese anfängliche Begeisterung kann aber bald der Ernüchterung weichen. Immer noch gibt es Konzentrations- und Organisationsprobleme, ein angeschlagenes Selbstwertgefühl und Stimmungsschwankungen, und auch an den sozialen Beziehungen muss weiter gearbeitet werden – in der Ehe, in der Familie, in Beruf und Freizeit.

ADS kann beim Ehepartner leicht zu Verletzungen führen, die der Betreffende zwar nicht beabsichtigt, die eine Ehe aber schmerzhaft schädigen können. In der Lebensgeschichte des Betroffenen bildet sich häufig eine Verlustangst heraus, die durch die vielen kleinen und großen Verletzungen genährt wird. Diese Angst vor dem Alleinsein kann zu Klammern und gleichzeitig zu Misstrauen gegenüber dem Partner führen. Der fühlt sich dann eingeengt.

Ehen, in denen ein Partner oder beide von ADS betroffen sind, scheinen tatsächlich häufiger zu scheitern als andere. Wenn Sie um diese Gefahr wissen, versuchen Sie rechtzeitig vorzubeugen. Soziale Schwierigkeiten kann es auch mit den eigenen Kindern und überhaupt mit allen Personen geben, mit denen eine enge Beziehung besteht oder eine Zusammenarbeit nötig ist.

Der Film ist also noch nicht zum Happy End gekommen. Betroffene können jedoch etwas dafür tun, dass dies geschieht. Sicherlich ist es zuallererst wichtig, mit den eigenen Gedanken und Gefühlen zu unserm Herrn zu kommen. Lesen Sie dazu mehr im Abschnitt über den Umgang mit Schmerz (Kapitel III). Lesen Sie es so, als ob es nicht nur über den Umgang mit dem Schmerz aus der Sicht des Vaters oder der Mutter geht, sondern aus der eigenen Biographie.

Als Nächstes geht es darum, in Verhaltensweisen und Denkmuster umgestaltet zu werden, die Jesus entsprechen. Also auch hier den alten Menschen ausziehen und den neuen Menschen anziehen:

> **Jetzt aber legt auch ihr das alles ab: Zorn, Wut, Bosheit, Lästerung, schändliches Reden aus eurem Mund. Belügt einander nicht, da ihr den alten Menschen mit seinen Handlungen ausgezogen habt, der erneuert wird zur Erkenntnis nach dem Bild dessen, der ihn erschaffen hat. Kolosser 3,8-10**
>
> **Zieht nun an als Auserwählte Gottes, als Heilige und Geliebte: herzliches Erbarmen, Güte, Demut, Milde, Langmut. Kolosser 3,12**

Dieser Prozess der Umgestaltung in sein Bild nimmt Zeit in Anspruch und fordert uns immer wieder neu heraus, wie die Christen in Kolossä. Doch der Lohn ist groß. Wir bleiben nicht, wie wir sind!

Wir hatten zuvor das Eigentliche und das Nachgeordnete unterschieden. Zu dem Eigentlichen gehört auch der Friede Gottes. Es ist Gottes Angebot, dass durch eine Versöhnung mit ihm und Vergebung von Schuld sein Friede in unserem Herzen regieren soll. Auch die Gläubigen werden wieder erinnert, dass sie zu diesem Frieden berufen sind:

> **Und der Friede des Christus regiere in euren Herzen, zu dem ihr auch berufen worden seid in einem Leib; und seid dankbar. Kolosser 3,15**

Dieser Friede ist die beste Medizin gegen Ruhelosigkeit und Nervosität, gegen Stimmungsschwankungen und eine Neigung, sich Sorgen zu machen, gegen Grübeleien oder die ständige Suche nach dem nächsten Kick. Wenn die Versuchung die ist, vor der Gegenwart Gottes wegzulaufen und sich vom nächsten Gedanken mitnehmen zu lassen, dann könnte für Erwachsene, Jugendliche und Kinder gerade darin die Lösung liegen: Frieden in der Gegenwart Gottes zu finden.

Ich möchte Sie nun einladen, 40 Tipps für den Umgang mit der Erwachsenen-ADS nach Hallowell und Ratey (1998) in diesen Frieden mitzunehmen. Diese Liste enthält viel Bewährtes. Nur sollten wir sie von Anfang an mit Jesus betrachten, damit es nicht zum Leistungsdruck wird.

! Wenn Sie diese Liste lesen, schlage ich Ihnen vor, sich 5 Punkte zu notieren, die Sie spontan ansprechen. Das können Sie auch tun, wenn Sie sich von ADS nicht betroffen fühlen oder es Ihnen unklar ist.

40 Tipps

Hier nun die Tipps nach Hallowell und Ratey (1998, S. 367–379). Ich habe sie gekürzt sowie sprachlich und inhaltlich bearbeitet:

Information führt zu Einsicht

1. Bei ADS besteht der vielleicht wirksamste Behandlungsschritt darin, sich selbst zu verstehen. Lesen Sie Bücher über ADS. Sprechen Sie mit Experten. Sprechen Sie mit anderen Betroffenen. Sie können sie über ADS-Organisationen oder ADS-Selbsthilfegruppen finden. So werden Sie sich Ihre Therapie passgenau auf Ihre Variante der Krankheit zuschneiden können.

2. Vergewissern Sie sich, dass Sie bei einem Fachmann für ADS in Behandlung sind, und, dass Ihre Diagnose stimmt. Sind verwandte oder ähnliche Krankheiten wie Angstzustände, eine atypische larvierte, agitierte Depression, eine Borderlinestörung, Schilddrüsenüberfuktion oder eine obsessiv-kompulsive Störung ausgeschlossen worden?

3. Suchen Sie sich einen Trainer. Ein Trainer ist jemand, der Ihnen im Nacken sitzt, damit Sie die Dinge, die Sie zu tun haben, fertig machen, der Sie anfeuert im Alltagskampf, der Sie kontrolliert und in der Halbzeitpause auf Sie wartet, aber immer mit Humor. Ihr Trainer kann Ihnen helfen, sich zu organisieren und bei der Sache zu bleiben Es kann ein Freund, ein Kollege oder ein Therapeut sein. Es ist möglich, aber auch riskant, dass Ihr Partner/Ihre Partnerin die Rolle des Trainers übernimmt. Ein Trainer kann bei der ADS-Therapie ungeheuer nützlich sein.

4. Suchen Sie Ermutigung. Erwachsene mit ADS brauchen das in hohem Maße. Es hängt mit dem großen Selbstzweifel zusammen, der sich im Laufe des Lebens angesammelt hat. Erwachsene mit ADS blühen mehr als andere Menschen auf, wenn man ihnen wohlwollend und ermutigend begegnet. Sie kümmern dahin, wenn das nicht geschieht. Sie arbeiten häufig für andere Menschen in einer Weise, wie sie es für sich selbst nie tun würden. Machen Sie sich das zunutze.

5. Vergegenwärtigen Sie sich, was ADS nicht ist – eine moralische Schwäche oder eine Form von Neurose. Sie wird nicht durch Charakterschwäche oder mangelnde Reife hervorgerufen. Sie kann nicht durch Willensentscheidung, Strafen oder Entsagung geheilt werden. Vergessen Sie nicht, dass ADS eine neurologische Krankheit ist, bei der die „Verdrahtung“ des Gehirns eine Rolle spielt. ADS ist auch etwas anderes als eine unbewusste Angst vor Erfolgen oder eine passiv-aggressive Persönlichkeit. Menschen mit ADS können natürlich solche Probleme haben, aber ADS muss ganz anders behandelt werden.

6. Beziehen Sie andere ein und informieren Sie sie. Auch für die Menschen in Ihrer Umgebung – im Familien- und Freundeskreis, am Arbeitsplatz und in der Schule ist Verständnis für ADS von entscheidender Bedeutung. Sobald man versteht, worum es geht, wird man Sie viel besser verstehen und Ihnen bei der Verwirklichung Ihrer Ziele helfen.
7. Machen Sie sich keine unnötigen Schuldgefühle, z. B. wegen der Neigung, hochgradigen Stimulierungen nachzujagen. Begreifen Sie, dass Sie von intensiven Reizen angezogen werden. Bemühen Sie sich aber, eine kluge und gesunde Auswahl zu treffen.
8. Achten Sie die Rückmeldung von vertrauenswürdigen Menschen. Betroffene sind bekanntermaßen schlechte Selbstbeobachter. Ehrliche, verlässliche Informationen können Ihnen sehr nützlich sein.
9. Überlegen Sie, einer Selbsthilfegruppe beizutreten oder selber eine zu gründen. Viele nützliche Informationen über ADS stecken in den Köpfen der betroffenen Personen. In Selbsthilfegruppen können diese Informationen ans Licht kommen. Außerdem bietet die Gruppe einen Rückhalt, der so dringend gebraucht wird. Bemühen Sie sich aber auch, anderen Menschen mit ADS zu helfen. Dadurch lernen Sie weiter und fühlen sich obendrein gut.
10. Erlauben Sie sich, Sie selbst zu sein. Fühlen Sie sich nicht verpflichtet, herkömmliche Formen von Karriere- oder Lebensplanung zu erfüllen. Geben Sie den Versuch auf, der zu werden, der Sie Ihrer Meinung nach sein sollten, zum Beispiel ein Musterschüler oder ein rundum organisierter Leiter, und nehmen Sie sich so, wie Sie sind.

Strukturen führen zu besserer Leistung

11. Sorgen Sie für nützliche Strukturen. Strukturen sind das A und O bei der nichtmedikamentösen Behandlung von Kindern mit ADS. Sie können bei Erwachsenen ebenso wirksam sein. Machen Sie ausgiebig Gebrauch von Lis-

ten, persönlichen Notizzetteln, Textmarkierungen mit Signalfarben, schematischen Abläufen, Gedächtnisstützen und Aktendeckeln.

12. Richten Sie Ihren Arbeitsplatz so ausgefallen ein, wie es Ihnen gefällt. Hauptsache, Sie werden ermutigt. Wenn Ihr Ordnungssystem Sie stimulieren kann (stellen Sie sich das vor!), statt Sie zu langweilen, werden Sie sich wahrscheinlich viel lieber daran halten. Arbeiten Sie zum Beispiel bei der schriftlichen Projektplanung mit Signalfarben. Die Wichtigkeit des Arbeitens mit Textmarkern sollte man nicht unterschätzen. Viele Menschen mit ADS sind visuell orientiert. Machen Sie sich das zunutze. Akten, Memos, Texte, Zeitpläne, praktisch alles in einem monoton schwarz-weißen Druckbild kann mit Hilfe von Farbe einprägsamer, auffälliger und fesselnder gemacht werden.

13. Verfahren Sie bei schriftlichen Arbeiten nach dem OHIO-Prinzip: Only handle it once („Nur einmal zur Hand nehmen"). Wenn Sie ein Schreiben, eine Aktennotiz oder irgendein Schriftstück bekommen, bemühen Sie sich, es nur einmal in die Hand zu nehmen. Beantworten Sie es entweder sofort, oder werfen Sie es in den Papierkorb. Legen Sie es nicht auf den Stapel „zu erledigen" oder in die Wiedervorlagemappe. Bei Menschen mit ADS könnte man die Stapel „zu erledigen" auch „für immer unerledigt" nennen. Sie dienen um den Schreibtisch herum und im Zimmer verstreut als kleine Drohungen. Sie rufen stumm Schuldgefühle, Angst und Wut hervor und nehmen obendrein eine Menge Platz weg. Treffen Sie die unangenehme Entscheidung, etwas wegzuwerfen. Oder überwinden Sie Ihre Faulheit und beantworten Sie es sofort. Nehmen Sie es möglichst nur einmal zur Hand.

14. Akzeptieren Sie, dass ein gewisser Prozentsatz aller angefangenen Projekte, angeknüpften Beziehungen, eingegangenen Verpflichtungen nicht zu Ende geführt wird. Es ist besser, dass Sie mit diesen Reinfällen rechnen, als dass Sie davon ständig überrascht werden und darüber nach-

grübeln. Je mehr Herausforderungen sie haben, desto mehr leben Menschen mit ADS auf. Solange Sie nicht zu perfektionistisch und pedantisch sind, werden Sie viel erledigen. Es ist besser, dass Sie zuviel, als dass Sie zuwenig zu tun haben. Ein Sprichwort sagt dazu passend: Wenn Sie wollen, dass etwas schnell erledigt wird, geben Sie es jemandem, der viel zu tun hat.

15. Setzen Sie sich Termine. Zerlegen Sie dabei große Aufgaben in mehrere kleine. Setzen Sie sich für jede der Teilaufgaben einen Termin. Dann wird die große Aufgabe – wie durch ein Wunder – fertig werden. Das ist einer der einfachsten und wirkungsvollsten Strukturierungstricks. Eine große Aufgabe empfinden Menschen mit ADS häufig als Überforderung. Wenn sie aber in kleine Aufgaben zerlegt wird, erscheint ihnen jede Teilaufgabe machbar.

16. Setzen Sie Prioritäten, statt zu trödeln. Wenn es hektisch wird, verlieren Menschen mit ADS den Überblick: Es scheint ihnen alles möglicherweise gleich wichtig. Sie sind manchmal wie gelähmt. Atmen Sie dann tief durch. Erledigen Sie zuerst das Wichtigste, dann das Zweitwichtigste und dann das Drittwichtigste. Unterbrechen Sie Ihre Arbeit nicht. Das Trödeln ist eines der Hauptmerkmale der Erwachsenen-ADS. Disziplinieren Sie sich und achten Sie darauf, das Trödeln zu unterlassen.

17. Akzeptieren Sie, dass es Ihnen Sorge macht, wenn alles zu gut funktioniert. Akzeptieren Sie Ihre Gereiztheit, wenn alles sehr reibungslos läuft. Schaffen Sie keine Probleme, wo keine sind, nur damit die Sache für Sie interessanter wird.

18. Finden Sie heraus, wie und wo Sie am besten arbeiten: in einer lärmerfüllten Umgebung, in drei Wolldecken eingewickelt, mit Musik im Hintergrund oder was Sie sonst schätzen. Kinder und Erwachsene mit ADS bringen ihre Bestleistungen manchmal unter recht seltsamen Bedingungen. Gönnen Sie sich diese Arbeitsbedingungen.

19. Machen Sie sich klar, dass Sie häufig zwei Dinge gleichzeitig tun müssen, um überhaupt etwas zustande zu bringen: sich zu unterhalten und dabei zu stricken, zu duschen und dabei seine besten Einfälle zu haben, zu joggen und dabei eine Geschäftskonferenz zu planen. Menschen mit ADS brauchen das öfters.

20. Tun Sie das, worin Sie gut sind. Es spricht wirklich nichts dagegen, wenn Ihnen Ihre Tätigkeit leicht vorkommt. Kein Gesetz schreibt Ihnen vor, dass Sie das tun müssen, worin Sie schlecht sind.

21. Nehmen Sie sich zwischen Ihren Verpflichtungen Zeit, sich zu sammeln. Übergänge von einer Sache zu einer anderen sind für Menschen mit ADS schwierig. Kleine Pausen können helfen, die Übergänge zu erleichtern.

22. Halten Sie überall, wo Sie sind, einen Notizblock griffbereit: in Ihrem Auto, an Ihrem Bett, in Ihrer Brieftasche oder Ihrem Jackett. Man kann nie voraussehen, wann man einen guten Einfall haben wird oder sich irgendetwas Wichtiges merken will, auch beim Lesen.

Ausgeglichenheit trotz Stimmungsschwankungen

23. Leisten Sie sich jede Woche fest eingeplante Zeiten, in denen Sie abschalten können. Gehen Sie einem Hobby nach, z. B. laute Musik, Sportveranstaltungen, Feste feiern. Unternehmen Sie von Zeit zu Zeit etwas, wobei Sie gefahrlos loslassen können.

24. Laden Sie Ihre Batterien auf. Ähnlich wie in Nr. 24 müssen die meisten Erwachsenen mit ADS jeden Tag ein bisschen Zeit vergeuden dürfen, ohne deswegen Schuldgefühle zu bekommen. Eine Möglichkeit, um keine Schuldgefühle aufkommen zu lassen, ist, diese Zeiten als Aufladen der Batterien zu bezeichnen. Machen Sie ein Nickerchen, sehen Sie eine Fernsehsendung, lesen Sie etwas Entspannendes. Ruhig, erholsam und gemütlich soll es sein.

25. Suchen Sie sich „schöne, nützliche Süchte“ aus, wie zum Beispiel körperliche Betätigung. Viele Menschen mit ADS neigen von der Persönlichkeitsstruktur zu Sucht- oder Zwangsverhalten. Versuchen Sie das ins Positive zu kehren.

26. Machen Sie sich klar, was Stimmungsschwankungen sind und wie man mit ihnen umgeht: Die Launen wechseln willkürlich, unabhängig davon, was in der Außenwelt vorgeht. Vergeuden Sie keine Zeit damit, jemand zu suchen, dem Sie die Schuld dafür in die Schuhe schieben können. Konzentrieren Sie sich lieber darauf, schlechte Laune in dem Bewusstsein zu ertragen, dass sie vorbeigeht. Erlernen Sie Strategien, durch die sie schneller vorbeigeht: Wechseln Sie die Szene, das heißt, wenden Sie sich einer neuen, vorzugsweise geselligen Tätigkeit zu, wie zum Beispiel einer Unterhaltung mit einem Freund oder einem Tennismatch. Sie können es auch mit einem Buch versuchen.

27. Erkennen Sie den folgenden immer wiederkehrenden Ablauf:

- Irgendetwas schreckt das psychische System auf, eine Veränderung oder ein Übergang, eine Enttäuschung oder sogar ein Erfolg. Der Auslöser kann ein ganz alltäglicher Vorfall sein.
- Auf diesen „Schreck“ folgt eine kleine Panik, bei der man dann den Überblick verliert. Die Welt des ADS-Erwachsenen gerät aus den Fugen.
- Man versucht mit der Panik fertig zu werden, indem man in eine Form von Zwangsverhalten gerät und über diesen und jenen Aspekt nachgrübelt. Das kann sich über Stunden, Tage, ja sogar Monate hinziehen.

Um den schädlichen Zwang zu durchbrechen, halten Sie eine Liste mit Telefonnummern von Freunden griffbereit, die Sie anrufen können, oder ein paar Lieblingsvideos, um sich ablenken zu können. Sportliche Betätigung hilft auch. Sorgen Sie dafür, dass ein Sandsack oder Kissen vorhanden ist für den Fall, dass Sie überschüssige Energie aus einer unverhofften Adrenalinausschüttung abbauen wollen. Üben Sie ein paar aufmunternde Worte ein, die Sie sich zusprechen können: „Das ist doch alles schon da gewesen. Das ist der ADS-Blues. Der geht gleich wieder. Oder: Du bist geliebt."

28. Lernen Sie, Ihre Gefühle beim Namen zu nennen. Viele Menschen, vor allem Männer, sind wütend und frustriert, weil sie ihre Gefühle nicht in Worte kleiden können. Das ist eine Fähigkeit, die man einüben kann.

29. Rechnen Sie mit einer Depression nach einem Erfolg. Menschen mit ADS beklagen sich gewöhnlich, dass sie sich nach einem Erfolg paradoxerweise deprimiert fühlen. Das liegt daran, dass die hochgradige Stimulierung vorbei ist. Die Schlacht ist geschlagen. Egal, ob gewonnen oder verloren, der ADS-Erwachsene vermisst etwas und fühlt sich deprimiert.

30. Legen Sie sich Formulierungen zurecht, mit denen Sie ein Versehen oder eine Stimmungsschwankung kennzeichnen und schnell relativieren können. Wenn Sie Ihre Fehler auch noch mit Humor nehmen können, werden andere Ihnen umso schneller verzeihen.

    Wenn Sie falsch abbiegen und Ihrer Familie dadurch einen langen Umweg zumuten, ist es besser, wenn Sie sagen können: „Aha, da hat sich ja wieder meine gute alte ADS gemeldet!", statt sich stundenlang über Ihren unterschwelligen Wunsch, den ganzen Ausflug zu boykottieren, herumzustreiten. Sie sind trotzdem für Ihre Handlungsweise verantwortlich. Es ist nur gut zu wissen, worauf sie zurückzuführen ist und worauf nicht.

31. Machen Sie Pausen, wenn Sie aufgeregt oder überstimuliert sind. Wechseln Sie die Umgebung und beruhigen Sie sich.

32. Lernen Sie, Ihr Anliegen angemessen zu vertreten. Kommen Sie aus der Defensive heraus. Erwachsene mit ADS sind oft so ans Kritisiertwerden gewöhnt, dass sie ihr Anliegen häufig unnötig defensiv vorbringen.

33. Vermeiden Sie es, ein Projekt, einen Konflikt, ein Geschäft oder eine Unterhaltung vorzeitig zu beenden. Brechen Sie nicht ab, selbst wenn Sie nichts lieber täten.

34. Bemühen Sie sich, Augenblicke des Erfolgs nachklingen zu lassen. Halten Sie sie in Erinnerung, und versuchen Sie sie auch dauerhaft festzuhalten. Sie müssen das bewusst und planvoll üben, weil Sie von Natur aus dazu neigen, Ihre Erfolge zu vergessen, während Sie über Ihre Unzulänglichkeiten nachgrübeln oder in einer Haltung von Pessimismus das Schlimmste voraussehen. Bemühen Sie sich, diesen Negativismus abzulegen und das Positive festzuhalten.

35. Versuchen Sie, die Fähigkeit, sich übermäßig auf eine Sache einzulassen, konstruktiv zu nutzen. Hüten Sie sich vor dem destruktiven Hyperfokussieren, dem obsessiven Nachgrübeln über irgendein eingebildetes Problem, von dem man nicht wieder loskommt.

36. Treiben Sie ausgiebig und regelmäßig Sport. Sie sollten körperliche Betätigung in Ihren Alltag einplanen. Das hilft Ihnen, auf positive Weise überschüssige Energie abzubauen und gibt Ihnen die Möglichkeit, abzuschalten. Es stimuliert auf heilsame Weise das hormonelle und neurochemische System und beruhigt den Körper. Sport ist sehr wichtig, besonders für Erwachsene mit ADS. Machen Sie daraus ein erfreuliches, erstrebenswertes Ereignis, damit Sie für den Rest Ihres Lebens dran bleiben. Eine spezielle Form körperlicher Betätigung, nämlich die sexuelle, ist ebenfalls sehr hilfreich.

37. Treffen Sie eine gute Partnerwahl und pflegen Sie diese Beziehung. Keine Frage, dieser Rat gilt immer. Bei Menschen mit ADS kann gutes oder schlechtes Befinden je-

doch in einem außergewöhnlichen Maß vom Partner abhängen. Er sollte Ihnen etwas bedeuten und Sie ihm auch.

38. Suchen Sie sich Gruppen, in denen man Sie schätzt, versteht und gern mit Ihnen zusammen ist. Noch mehr als andere Menschen schöpfen Menschen mit ADS Kraft aus dem Rückhalt einer Gruppe. Bleiben Sie nicht zu lange in Gruppen, wo man Sie nicht versteht oder schätzt. Menschen mit ADS werden nachhaltig durch solche Gruppen geschwächt und entmutigt. Sie neigen leider dazu, in solchen Gruppen zu lange zu bleiben und vergeblich zu versuchen, die Lage in den Griff zu bekommen, selbst wenn alle Anzeichen schon dagegen sprechen.

39. Beachten Sie andere Menschen und geben Sie ehrliches Lob weiter. Lassen Sie sich im Umgang mit Menschen schulen, wenn Sie damit Probleme haben.

40. Verabreden Sie sich mit Freunden und tragen Sie sich diese Termine in Ihren Kalender ein. Es ist von entscheidender Bedeutung für Sie, die Verbindung zu anderen Menschen nicht abreißen zu lassen. So, wie Sie Ihre Arbeitswoche strukturieren, wird es Ihnen auch helfen, Ihre geselligen Termine zu organisieren. Terminplanung wird Ihnen helfen, mit Ihren Freunden in Verbindung zu bleiben und Ihnen sozialen Rückhalt geben, den Sie brauchen.

Praktische Übung

Was hat Sie am meisten angesprochen? Schreiben Sie doch als Erstes die Nummern der Tipps auf, die Ihnen spontan etwas zu sagen hatten. Nicht gleich zu viele, am besten höchstens fünf. Dazu können Sie sich einen Zettel besorgen oder die folgenden Leerzeilen benutzen. Sie können von dieser Übung auch dann profitieren, wenn Sie nicht oder nur leicht von ADS betroffen sein sollten.

1. ______________________________

2. ______________________________

3. ______________________________

4. ______________________________

5. ______________________________

Nun wissen Sie, welche Punkte für Sie im Moment am wichtigsten waren. Wenn Sie ihnen nachgehen und sich damit an Jesus wenden, kann das durchaus einiges substanziell verändern. Manches können Sie einfach übernehmen, anderes nicht. Wenn Sie es in die Gegenwart Gottes bringen, kommt das eine wie das andere ans Licht. Machen Sie es wie die Bienen. Sammeln Sie Nektar und verstoffwechseln sie ihn. So entsteht Honig. Das wünsche ich Ihnen.

Damit diesem Gebetsprozess eine angemessene Bedeutung zukommt, schlage ich Ihnen vor, pro Tag nur einen Punkt vor Gott zu bewegen. Sie können die Ergebnisse zusätzlich in Tagebuchform festhalten. Wenn Sie dies jeden Tag in der Stille mit Gott tun, kommen Sie in einer Woche durch. Wäre das nicht ein guter Anfang, um neue Lebensstrukturen zu finden?

Fachspezifische Betrachtungen zu Ursachen, Neurobiologie und Psychologie bei ADS

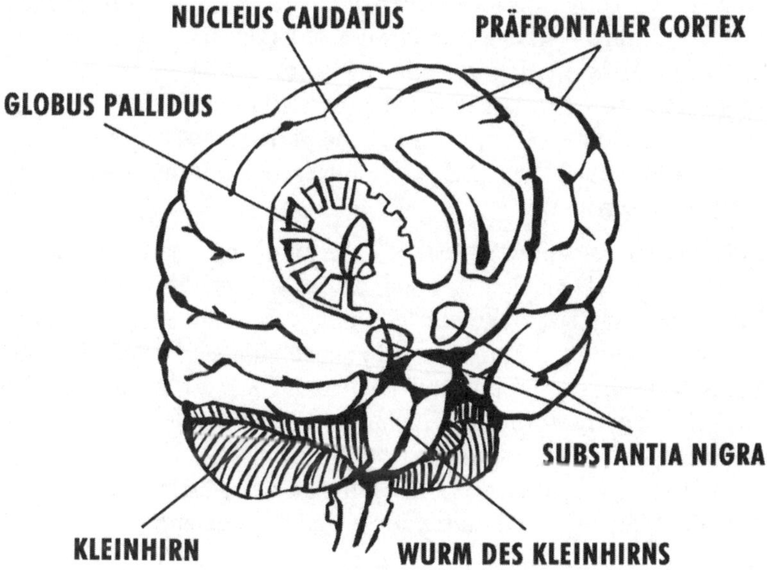

In diesem Kapitel werden

- aktuelle Theorien zur Erklärung von ADS diskutiert
- verschiedene Fachleute und ihre Sichtweise vorgestellt
- Einblicke in neurobiologische Vorgänge gegeben

Was ist ADS wirklich?

Was steckt hinter dem Konstrukt „Aufmerksamkeitsdefizit-/Hyperaktivitäts-Störung? Ist es eine psychologische Enthemmung aufgrund einer Beeinträchtigung der hemmenden Funktion des Stirnhirns? Eine Reizfilterschwäche bei gleichzeitiger Reizoffenheit? Ist es ein Problem des kapazitätsarmen Arbeitsspeichers im Gehirn? Eine Beeinträchtigung der „automatischen" Verhaltenskontrolle? Oder im Kern ein Lern- und Motivationsproblem? In fast jedem gängigen Fachbuch finden wir den einen oder anderen dieser Begriffe ausführlicher erläutert. Ich beziehe mich deshalb lieber auf das psychologische Modell von Barkley (1999), weil es nicht so einseitig ist und gleich mehrere beeinträchtigte Funktionen beschreibt. Somit ist es zwar nicht so handlich und einfach, kommt der Realität vermutlich aber näher.

Geht es nach Russell A. Barkley (1999), einem der renommiertesten Forscher auf diesem Gebiet, so handelt es sich bei der Aufmerksamkeitsdefizit- und Hyperaktivitäts-Störung wesentlich um ein Problem der Selbststeuerung. Betroffene Kinder können sich nicht mit inneren Anweisungen steuern und unangemessene Verhaltensimpulse so auch nicht unterdrücken. Die neurobiologischen Hinweise bilden für Barkley den Hintergrund für die Beeinträchtigung von vier psychologischen Funktionen. Es handelt sich um geistige Hilfsfunktionen, ohne die unser Verhalten nicht optimal ablaufen kann.

In folgender Tabelle finden wir diese vier beeinträchtigten Funktionen mit den dazugehörigen Konsequenzen für das Leben der Kinder.

Beeinträchtigte Funktion	Konsequenz
1. Nonverbales Arbeitsgedächtnis Es hält Informationen fest, während ein Ziel verfolgt wird. Es ermöglicht so das Zurückdenken hin zu den auslösenden Informationen und auch das Vorausschauen, indem die nötigen Schritte bis zum Erfolg vergegenwärtigt werden können. Dadurch wird zielgerichtetes und zeitgerechtes Verhalten möglich.	*Kind hat ein vermindertes Zeitgefühl. Unfähig, Ereignisse im Gedächtnis festzuhalten. Rückschau ist beeinträchtigt. Voraussicht ist beeinträchtigt.*
2. Internalisierung von an sich selbst gerichteter Rede Hierbei handelt es sich um das stumme Selbstgespräch, mit dem Tätigkeiten häufig begleitet werden. Es hilft zu erinnern, Regeln zu befolgen, Vorschriften einzuhalten, es ermöglicht Selbstreflexion und nicht zuletzt durch den inneren Dialog auch, Probleme zu lösen.	*Verhalten wird weniger durch Regeln geleitet. Geringe Selbststeuerung. Geringe Selbstbefragung.*
3. Selbstregulierung von Stimmung, Motivation und Erregungsgrad Die Kontrolle über Verhaltensimpulse und Emotionen gehört zum Gelingen einer Aufgabe ebenso wie die Fähigkeit, sich selbst zu motivieren. Störende Stimmungen oder Wünsche können nicht ausgelebt werden. Wer augenblickliche Launen beherrscht, kommt auch mit anderen besser zurecht.	*Kind zeigt sämtliche Emotionen nach außen, kann sie nicht „zensieren". Verminderte Selbstregulierung von Antrieb und Motivation.*
4. Rekonstitution Gemeint ist die Fähigkeit, beobachtetes Verhalten in seine Einzelteile zu zerlegen und sie zu neuem Verhalten zu kombinieren. Vertraute Einzelhandlungen werden so zu einer neuen Verhaltenskette zusammengesetzt, um ein neues Ziel zu erreichen. Dabei müssen die einzelnen Schritte nicht erst alle eingeübt werden.	*Eingeschränktes Vermögen, Verhalten zu analysieren und neue Verhaltensweisen hervorzubringen. Unfähigkeit, Probleme zu lösen.*

Barkley forscht über dieses Syndrom seit ca. 25 Jahren. Das tun ebenso viele, viele andere. Wesentliche Fragen sind wie so oft offen geblieben. Dennoch geschieht in diesem Bereich der Forschung aktuell erstaunlich viel. So sind vor allem durch bildgebende Verfahren und radioisotope Kennzeichnung von Stoffwechselprozessen im Gehirn neue Impulse entstanden. Neue Möglichkeiten im neurobiologischen Forschungsbereich können aber auch dazu führen, andere zu vernachlässigen.

Ursachen von ADS

Woran es letztendlich liegt, dass ein Aufmerksamkeits- und Hyperaktivitäts-Syndrom entsteht, kann niemand so genau sagen. Wir müssen aber von einem multifaktoriellen Geschehen ausgehen. Auch das Störungsmodell bei IGNIS beinhaltet alle gängigen Faktoren, nur kommen die tranzendenten noch dazu.

Einige Aussagen in der Beschäftigung mit den Ursachen haben mich überrascht, andere waren zu erwarten. Hier stelle ich sie Ihnen zunächst weitgehend unkommentiert vor.

Ängste

Ein gläubiger Kinder- und Jugendpsychiater, der über viele Jahre Leiter einer säkularen Klinik war, fasste seine Erfahrungen so zusammen: „Wir haben Ritalin damals abgesetzt und die Ängste der Kinder therapiert." Er berichtete dabei von erstaunlichen Veränderungen bei einzelnen Kindern. Viele wurden in der Klinik von ihren Symptomen frei. Nun waren die Kinder auch fernab ihrer Alltagssituation mit all ihren Verpflichtungen. Allerdings erlebe ich ebenso in der Beratung viele ADS-Kinder mit diversen Ängsten. Ängste lassen Kinder unruhig, unkonzentriert und leicht ablenkbar werden. So wundert es nicht, dass wir in der Liste oben unter den abzuklärenden Alternativstörungen auch die Angststörung finden.

Einige Experten sind jedoch der Meinung, dass es nicht auf ein „Entweder-Oder" hinausläuft, sondern dass es außer ADS + und ADS – noch weitere Formen gibt. Hallowell und Ratey (1998) nennen hier an erster Stelle ADS mit Ängsten, dann in der Häufigkeit abnehmend ADS mit Depressionen, dann ADS mit anderen Lernstörungen, mit Agitiertheit bzw. Manie, mit Suchtverhalten, ADS bei schöpferischen Menschen, mit Risikoverhalten bzw. „Nervenkitzel-ADS“, mit dissoziativen Zuständen (Bewusstseinsspaltung), mit Merkmalen der Borderline-Persönlichkeit, mit Störungen des Sozialverhaltens oder oppositionellem, aufsässigem Verhalten bei Kindern bzw. mit Merkmalen von Asozialität bei Erwachsenen, mit obsessiv-kompulsiver Störung und schließlich die Pseudo-ADS.

Wäre es nicht denkbar, dass die Ängste des Kindes oder bereits die der schwangeren Mutter die Stoffwechselprozesse des Gehirns beeinflussen und an der Entstehung von physiologischen Fehlentwicklungen beteiligt sind? Natürlich wäre es auch umgekehrt denkbar: neuronale Abweichungen ziehen direkt oder indirekt Ängste und Depression mit sich. Was war zuerst? Henne oder Ei? Niemand kann solche Fragen der Ätiologie, d. h. der Lehre von der Verursachung, endgültig klären. Es ist nicht nur bei dieser Störung das schwierigste Kapitel überhaupt. Auch bei andern Störungen ist das so.

Familie

Natürlich kommt auch die Familie als Ursache infrage. Sie kann eine Quelle ständiger Spannungen sein, wie wir oben bereits am Beispiel einer sich anbahnenden Scheidung der Eltern erwähnt haben. Dadurch gerät das Kind in Unruhe, Impulsivität und Ablenkbarkeit. In unserer obigen Liste zur Differentialdiagnose (Kapitel I) weisen die Punkte „psychisches Belastungssyndrom“ und „situationsbedingte Reaktion auf schwerwiegende (auch chronische) Lebensereignisse“ auf solche Umstände hin.

Es bedarf jedoch eines gewissen therapeutischen „Fingerspitzengefühls“, um die Familie als mitursächlich bezeichnen zu können. Als man noch nicht so viel über das Syndrom „ADS“ wusste, hörten Eltern von extrem unruhigen Kindern immer wieder, dass mit dem Kind doch alles in Ordnung sei. Es sei lebhaft, aber nicht weiter auffällig – was es in der spannenden Untersuchungssituation tatsächlich auch oft war. Es müsse wohl an den Eltern liegen. Die Erziehung sei fragwürdig. Diese Reaktionen kamen von Fachleuten. Eine Mutter meinte dazu erregt: „Vier Kinder haben wir aufgezogen. Sie alle haben dieses Problem nicht. Jetzt soll es plötzlich an unserer Erziehung liegen. Das konnte ich nicht glauben!“ Sie hatte Recht. Ihr Kind aber wurde erst später als ADS-Kind erkannt und behandelt. Zu spät?

Gesellschaft und Schule

Eine mögliche Erklärung wäre auch der Wandel in unserer Gesellschaft. Globalisierung und Technologisierung, wachsende Leistungsanforderungen, erhöhter Zeitdruck, steigende Anforderungen an ein „Funktionieren" sowie auseinanderbrechende Famlienstrukturen lassen betroffenen Kindern immer weniger Rückzugsmöglichkeiten. Sie werden vermehrt auffällig. Wachsende schulische Anforderungen bei hohen Klassenstärken spielen gewiss auch eine Rolle. Birkenbihl (1999) führt dazu aus, dass die Menschheit in einer Gesellschaft der Agrikultur lebte, bis vor ca. 300 Jahren die Industriegesellschaft anbrach und sich immer weiter ausbreitete. Vor ca. 40 Jahren brach dann das Zeitalter der Information an und entwickelte sich rasant weiter.

Das Lernen in der ersten Phase war einfach: Zuschauen, mitmachen, nachmachen. Die zweite Phase brachte die Schulen hervor. Diese wurden immer weiter entwickelt – bis heute. Schließlich kam auch noch eine Flut von Information dazu und damit die Notwendigkeit, diese Flut immer schneller zu bewältigen. Die Überflutung mit Reizen befindet sich weiterhin im Anschwellen. Dabei werden besonders solche Kinder (und Erwachsenen) auffällig, die ungefiltert auf Reize anspringen und Schwierigkeiten haben, sich selbst zu steuern. Im Zeitalter der Agrikultur war das anders. Dort fielen diese Kinder nicht weiter auf, hatten sogar einige Vorteile.

Der Lernstil „Zuschauen, Mitmachen, Nachmachen" liegt ADS-Kindern sehr und sie werden kaum auffällig. Noch heute sagen Eltern oft: „Wenn wir mit unserm Sohn auf dem Bauerhof sind, ist er völlig normal. Da braucht er kein Ritalin." Oder: „Im Urlaub hat er die ganze Insel erkundet, war ständig unterwegs, ganz und gar unauffällig, aber sobald wir zu Hause waren und die Schule anfing, brauchte er seine Medikamente wieder."

Umwelteinflüsse

Umwelteinflüsse wie die Entfremdung von einer natürlichen Umgebung in den Städten, Reizzunahme und die Veränderung unserer Nahrungsmittel spielen auch eine Rolle. Nachdem man vor einiger Zeit noch geglaubt hatte, dass Zucker sowie Nahrungsmittelzusätze wie z. B. Phosphate eine wesentliche Ursache (wenn nicht die Ursache schlechthin) für ADS seien, ließ man diese Annahme infolge wissenschaftlicher Untersuchungen fallen, die eben keinen Zusammenhang zur Nahrung nachweisen konnten. Neuerdings, so hörte ich, wurde wieder eine differenziertere Sichtweise propagiert, wonach bei einem kleinen Teil aller Betroffenen doch eine Unverträglichkeit gegenüber bestimmten Nahrungsmitteln besteht. Danach könnte eine Diät immerhin einigen Kindern helfen. Das entspricht im Übrigen auch der Erfahrung mancher Eltern. Sie berichten immer wieder von Zusammenhängen zwischen bestimmten Nahrungsmitteln und dem Verhalten ihrer Kinder. Manchmal allerdings nur bei jüngeren Kindern.

Auch das Medikament Ritalin, hilft erstaunlicherweise nur drei von vier Kindern. Warum nicht den übrigen Kindern? Man weiß es nicht. Lassen Sie mich eine Vermutung äußern: In ein paar Jahren ist die Liste der Differentialdiagnosen noch ausgefeilter geworden, ebenso die verschiedenen Spielarten von ADS.

Flüche

Ein Seelsorgerehepaar aus Nordamerika, das im Befreiungsdienst sehr aktiv ist, vertrat die Auffassung, ADS würde wesentlich durch dämonische Flüche entstehen, die von Generation zu Generation weitergegeben werden. Auch sie berichteten von ganz erstaunlichen Veränderungen an einigen Kindern, nachdem die Eltern für sich beten ließen.

Persönlich hatte ich bisher leider nicht die Gelegenheit, einen einzigen der erwähnten Fälle kennen zu lernen, weshalb ich an dieser Stelle auch nicht näher darauf eingehen möchte.

Entscheidungsfreiheit

In der Betrachtung der Ursachen haben wir noch nicht gefragt, ob auch die Entscheidungen des Kindes selbst, die es während seiner Entwicklung trifft, eine Rolle spielen können. Jeder Mensch entwickelt schon früh Abwehrstrategien, um mit unangenehmen Lebenserfahrungen, antizipiertem inneren Schmerz oder einem bedrohten Selbstwertgefühl besser umgehen zu können. Dies können Strategien des Angriffs oder der Flucht sein (Anklage, Rationalisieren, Beschwichtigen, Ablenken; vgl. Satir, 1990). So entwickeln sich die Haltungen des sogenannten alten Menschen, d. h. des unerlösten, durch Christus noch nicht erneuerten Menschen.

Ähnlich berichtet Heinemann in einem Artikel über die Neuentscheidungstherapie (1994) von sehr frühen Entscheidungen bei Adoptiv- und Pflegekindern. Hierbei handele es sich um innere Schwüre wie z. B.: „Ich lasse keinen mehr an mich heran!" oder „Ich brauche euch alle nicht!" Solche Entscheidungen können später zurückgenommen und durch neue, weniger schädliche ersetzt werden. Zur Thematik der „Inneren Schwüre" siehe auch John und Paula Sandford (1991). Zweifellos aber ist der Mensch nicht nur Opfer von Anlage und Umwelt, sondern gestaltet seine Entwicklung ganz wesentlich mit.

Bis hierher erschließt sich uns schon ein multifaktorielles Geschehen in Bezug auf die Verursachung von ADS. Diese gängige wissenschaftliche Sichtweise, die auch für eine christliche Psychologie gilt, sagt im Kern aus, dass immer mehrere Faktoren am Zustandekommen einer Störung beteiligt sind. Sie sind längst nicht immer so klar voneinander abzugrenzen, wie wir das gerne hätten.

Dabei ist nun das unter Experten am weitesten verbreitete Erklärungsmodell (Barkley 1999, Hallowell & Ratey 1998) noch nicht einmal erwähnt. Dazu kommen wir jetzt.

Der neurobiologische Erklärungsansatz

Die Forschung über neurophysiologische Gegebenheiten und biochemische Prozesse im zentralen Nervensystem hat in den letzten Jahren enorme Fortschritte gemacht. Beispielsweise stellten F. Xavier Castellanos, Judith L. Rapoport und ihre Kollegen 1996 fest, dass das rechtsseitige vordere Stirnhirn, der sogenannte präfrontale Cortex, und zwei der im Gehirn tiefersitzenden Basalganglien (Nucleus caudatus und Globus pallidus) bei betroffenen Kindern kleiner sind als normal. Gleiches wurde 1998 für den Vermis (Wurm) des Kleinhirns festgestellt (siehe Skizze).

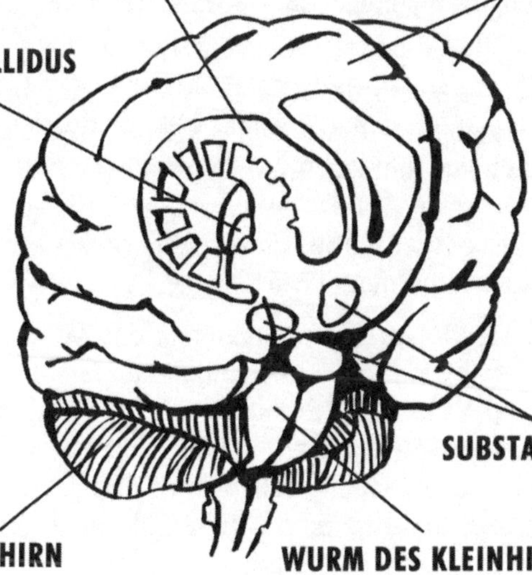

Diese Regionen sind aber für die Steuerung der Aufmerksamkeit von großer Bedeutung, wie die folgende Tabelle zeigt.

rechtsseitiges, vorderes Stirnhirn	**Nucleus caudatus, Globus pallidum**	**Vermis-Region**
• nimmt an Planung von Verhalten teil. • hilft Ablenkungen zu widerstehen. • hilft ein Bewusstsein von Selbst und Zeit zu entwickeln.	• helfen automatische Reaktionen abzuwägen und wegzuschalten, so dass reiflichere Entscheidungen möglich sind. • Koordination der Eingänge in verschiedene andere cortikale Regionen.	• genaue Funktion noch nicht geklärt, könnte aber an der Steuerung der Motivation beteiligt sein.

Nach älteren Befunden von Lou und Zametkins wird das Stirnhirn weniger durchblutet als bei Nichtbetroffenen. Bereits 1986 führte die Arbeit von Chelune zur „Stirnlappenhypothese“, der zufolge die Stirnregion des Gehirns Ursprung von Hyperaktivität und Impulsivität ist. Durch den Ausfall des hemmenden Einflusses der Großhirnrinde können unangemessene Reaktionen nicht rechtzeitig unterdrückt werden. Demzufolge wäre ADS eine Form von physiologischer Enthemmung.

Ebenso wird das Arbeitsgedächtnis eines Menschen im Stirnhirn angesiedelt. Es kombiniert das aktuelle Erleben und das Langzeitgedächtnis. Durch die herabgesetzte Aktivität im Stirnhirn könnte folglich das Arbeitsgedächtnis beeinträchtigt sein. Patricia Goldman-Rakic hat das Arbeitsgedächtnis untersucht und könnte darin die Ursache für viele Symptome der Störung sehen.

Auch andere Arbeiten zur Neuroanatomie der ADS führten zu den oben genannten Regionen. Unübersehbar ist, dass auch die biochemische Forschung über die Neurotransmitter, das sind Botenstoffe, die Signale von einer Nervenzelle an die nächste weiterleiten, zu denselben Regionen im Gehirn führte. So durchziehen dopaminerge Nervenfasern vom motorischen Zentrum und vom limbischen System den zentralen Stirnlappen bis hin zum präfrontalen Cortex.

Irgendetwas scheint im Zusammenspiel dieser Botenstoffe bei Betroffenen anders zu sein. Obwohl es noch keine geeigneten Messverfahren für Abweichungen in diesem Signalübertragungssystem zwischen den Nerverzellen gibt, wird doch eine verursachende Rolle der Übertragungsstoffe Dopamin und Noradrenalin bei der Entstehung von ADS angenommen (siehe Illustration nächste Seite).

Seit vielen Jahrzehnten wird die Wirkung von Stimulanzien bei Hyperaktivität beobachtet. Niemand wusste, warum sie wirken. Man konnte nur sagen, dass sie wirken. Inzwischen ist auch durch die Pharmaforschung klar, Stimulanzien beeinflussen insbesondere das Signalübertragungssystem (Dopamin und Noradrenalin) eben in diesen Hirnregionen.

Wen würde es nun wundern, wenn auch noch die Genforschung in dasselbe Horn stoßen würde? Und tatsächlich: Es ergaben sich schon Anfang der 90er Jahre so viele Hinweise, dass für einige Wissenschaftler klar war, ADS ist ein vom Erbgut ausgehendes Syndrom. Natürlich konnte kein isoliertes Gen für ein so komplexes neurobiologisches Gefüge verantwortlich gemacht werden. Heute glaubt die Mehrzahl der Wissenschaftler deshalb an eine polygenetische Ursache von Hyperaktivität. Demnach wären also mehrere in ihren Augen schadhafte Gene für diese Störung verantwortlich und bildeten sozusagen die Grundlage für die biologischen Veränderungen.

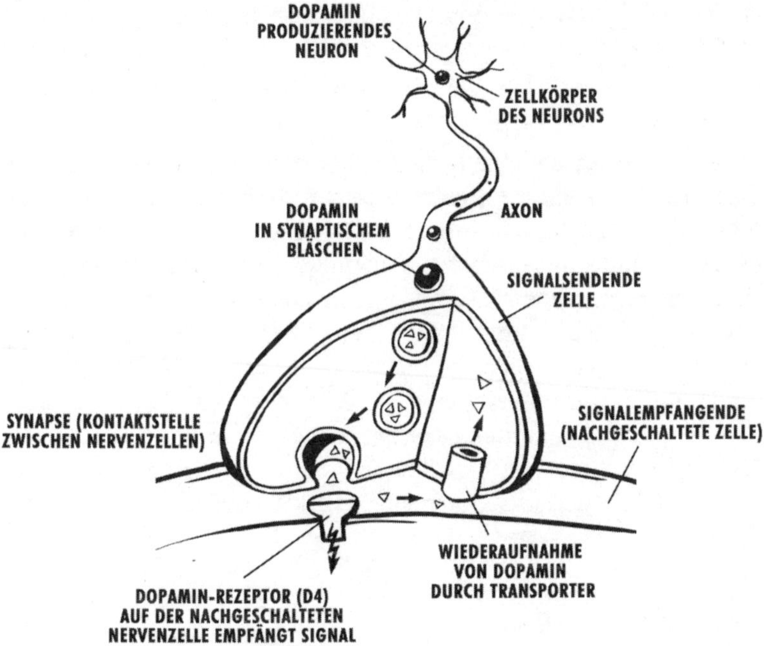

Es ergaben sich unlängst Hinweise darauf, dass Gene für Moleküle verändert sein könnten, die auf Dopamin reagieren. Dopamin ist wie erwähnt ein Botenstoff, der für die Kommunikation der Nervenzellen auch in diesen Gehirnarealen von Bedeutung ist. Zur Weiterleitung eines Impulses von einer Nervenzelle zur nächsten wird Dopamin ausgeschüttet. Auf der nachgeschalteten Nervenzelle wird dieser Botenstoff durch einen Rezeptor wahrgenommen. Dadurch wird das Signal dort empfangen. Das ausgeschüttete Dopamin wird dann durch Transporterstoffe zur signalsendenden Zelle zurückgebracht (siehe Illustration oben).

Was nun genau bei diesen Kindern verändert ist, weiß man nicht. Es könnte der Rezeptor sein. Es könnte auch am Transporter liegen, so dass dem Dopamin zu wenig Zeit zur Übertragung des Signals bleibt. Kürzlich fand man in einer Studie Hinweise darauf, dass Ritalin genau an dieser Schnittstelle wirkt. Es hemmt die Transporterstoffe. Dopamin könnte also durch die Gabe von Ritalin länger an der nachgeschalteten Nervenzelle verweilen und dadurch Signale wirksamer übermitteln. Diese Studie wurde jedoch an Tieren vorgenommen und die Ergebnisse sind damit nicht automatisch übertragbar. Sie ist jedoch interessant, weil immer noch unklar ist, über welchen Mechanismus Ritalin eigentlich wirkt.

Untersuchungen an eineiigen Zwillingen kommen nicht zu dem Ergebnis, dass alle genetisch identischen Paare deshalb auch identische Störungen haben, also auch beide an ADS leiden. Bei den zweieiigen Zwillingen gibt es noch weniger Übereinstimmung. Trotz höchstmöglicher Übereinstimmung des Erbguts, wie wir sie bei eineiigen Zwillingen antreffen, haben über verschiedene Untersuchungen hinweg mal mehr mal weniger Paare keine Übereinstimmung in der Störung. Der eine hat ADS, der andere nicht. Warum liegt die Übereinstimmung bei den eineiigen Zwillingen nicht bei 100 %? Die Antwort dürfte wohl die sein, dass der genetische Faktor allein das Syndrom nicht ausreichend erklären kann.

War das schon alles?

Etwas fehlt noch. Wir sollten trotz aller derzeitigen Übereinstimmungen unter verschiedenen Forschergruppen nicht einseitig werden und vergessen, dass es sich in der Regel tatsächlich um ein multifaktorielles Geschehen handelt. Das heißt, es sind immer mehrere Faktoren am Zustandekommen einer Störung beteiligt. Dazu gehören auch die geistlichen!

Deshalb: Kinder und Erwachsene brauchen wegen ihrer äußeren und innerer Unruhe zuallererst den Frieden Gottes. Er füllt unsere Herzen, wie es im Kolosserbrief heißt:

> **Und der Friede des Christus regiere in euren Herzen, zu dem ihr auch berufen worden seid ... und seid dankbar! Kapitel 3,15**

„Regiert“ dieser Friede in Ihrem Herzen? Oder steht etwas zwischen Gott und Ihnen? Voraussetzung für Frieden ist Versöhnung mit Gott. Darum ruft Paulus:

Lasst euch versöhnen mit Gott! **2. Korinther 5,20**

Wenn Sie den Frieden Gottes noch nie erlebt haben oder wieder verloren haben, dann bitten Sie Gott darum. Er will Ihnen den Weg zeigen.

Aronson, E., Pines, A. und Kafry, D.: Ausgebrannt. Klett: Stuttgart, 1983

Aust-Claus, E. & Hammer, P.-M.: Das ADS-Buch. Oberstebrink: Ratingen, 1999

Aust-Claus, E & Hammer, P.-M.: Auch das Lernen kann man lernen. Oberstebrink: Ratingen, 1997

Bandler, R. u. Grinder, J.: Metasprache und Kommunikation. Jungfermann: Paderborn, 1982

Barkley, Russel A.: Hyperaktive Kinder. In: Spektrum der Wissenschaft, März 99, S. 30–36. Heidelberg, 1999

Birkenbihl, Vera F.: Stroh im Kopf? Gebrauchsanleitung fürs Gehirn. MVG: Landsberg a. Lech, 1999

Bonney, Helmut: Neues vom „Zappelphilipp" – Die Therapie bei Kindern mit hyperkinetischen Störungen (ADHD) auf Basis von Kommunikations- und Systemtheorie. In: Praxis der Kinderpsychologie und Kinderpsychiatrie, 49, S. 285–299. Vandenhoeck & Ruprecht: Göttingen, 2000

Bundesministeriums für Familie, Senioren, Frauen und Jugend: Achter Jugendbericht. Bonn, 1993

Diagnostisches und statistisches Manual psychischer Störungen DSM IV, 1994

Dietz, Felix: Wenn ich doch nur aufmerksam sein könnte. Ein hyperaktiver Jugendlicher berichtet. Elternselbsthilfe „ADS/Hyperaktivität": Frankfurt/Main, 1999

Döpfner, Schürmann, Lehmkuhl: Wackelpeter und Trotzkopf. Psychologie Verlags Union: Weinheim, 2000

Fitzner, Thilo & Stark, Werner (Hg.): ADS: verstehen – akzeptieren – helfen. Beltz: Weinheim, 2000

Hallowell, E. M. & Ratey, J. J.: Zwanghaft zerstreut. ADD – Die Unfähigkeit, aufmerksam zu sein. Rowohlt: Reinbek bei Hamburg, 1998

Hartmann, Thom: Eine andere Art, die Welt zu sehen. Schmidt-Römhild: Lübeck, 1997

Heinemann, Claus: Neuentscheidungstherapie bei Pflege-, Adoptiv- und Heimkindern mit Scheiterer-Verläufen. In: Praxis der Kinderpsychologie und Kinderpsychiatrie, 43, S. 130–137. Vandenhoeck & Ruprecht: Göttingen, 1994

Imhof, Skrodzki, Urzinger: Aufmerksamkeitsgestörte, hyperaktive Kinder und Jugendliche im Unterricht (Staatsinstitut für Schulpädagogik und Bildungsforschung München). Auer Verlag: Donauwörth, 1999

Internationale Klassifikation psychischer Störungen ICD-10, 1991

Krause, Johanna: Leben mit hyperaktiven Kindern. Piper: München, 1995

Kristahn, Joachim: Der Einfluss von Stichproben- und Populationswahrscheinlichkeiten auf die kategoriale Zuordnung. Schriftliche Hausarbeit zur Diplom-Hauptprüfung im Fach Psychologie. Christian-Albrechts-Universität zu Kiel, 1986

Kristahn, Joachim: Einsicht und Entscheidung im Leben des Kindes. In: BEFREIENDE WAHRHEIT Nr. 12, IGNIS-Akademie: Kitzingen, 1997

Kristahn, Joachim: Das Herz der Kinder erreichen. In: Jahrbuch 98, IGNIS-Akademie: Kitzingen, 1998

Kristahn, Joachim: Unser Kind bekommt Ritalin. Das Aufmerksamkeitsdefizit-Syndrom (ADS) mit und ohne Hyperaktivität und seine medikamentöse Behandlung. In: Jahrbuch 99, IGNIS-Akademie: Kitzingen, 1999

Kristahn, Joachim: ADS – die Aufmerksamkeitsdefizit-Störung. Wie Eltern ihren Kindern helfen können. In: Jahrbuch 2000, IGNIS-Akademie, 2000

Kristahn, Joachim: Scheidungskinder verstehen. Wie Kinder auf die Scheidung ihrer Eltern reagieren. In: Jahrbuch 2000, IGNIS-Akademie, 2000

Neuhaus, Cordula: Das hyperaktive Kind und seine Probleme. Ravensburger: Ravensburg, 1996

May, Werner: Gott schaut das Herz an. In: Befreiende Wahrheit Nr. 3, S. 66–72, IGNIS-Akademie: Kitzingen, 1994

May, Werner: Vom göttlichen Urvertrauen. In: Jahrbuch 98 „Ihr habt mich aufgenommen", IGNIS-Akademie: Kitzingen, 1998

May, Werner: Unsere Bilder von unseren Kindern. In: Jahrbuch 1999 „Du bist für mich!“, IGNIS-Akademie: Kitzingen, 1999

May, Werner: Trösten ist unverzichtbar. In: Jahrbuch 1999 „Du bist für mich!“, IGNIS-Akademie: Kitzingen, 1999

May, Werner: Liebe schafft Wert: Impulse zur Selbstwerterziehung. In: Jahrbuch 2000 „Ich lasse dich nicht!“, IGNIS-Akademie: Kitzingen, 2000

May, Werner: Kindern dialogisch Grenzen setzen. IGNIS-Edition: Kitzingen, 2001

Ruf-Bächtiger, Lislott: Das frühkindliche psychoorganische Syndrom. Thieme: Stuttgart, 1987, 1995

Reimann-Höhn, Uta: ADS – So stärken Sie Ihr Kind. Herder: Freiburg im Breisgau, 2001

Sandford, John und Paula: Umgestaltung des inneren Menschen. Gottfried Bernard: Solingen, 1991

Sandford, John: Heilung des verwundeten Geistes. Gottfried Bernard: Solingen, 1992

Sandford, John und Paula & Bowman, Norm: Weckt den schlummernden Geist. Gottfried Bernard: Solingen, 1994

Satir, Virginia: Kommunikation, Selbstwert, Kongruenz. Junfermann: Paderborn, 1990

Smalley, Gary: Bitte segne mich. Francke: Marburg an der Lahn, 1989

Staatsinstitut für Schulpädagogik (Hg.): Aufmerksamkeitsgestörte, hyperaktive Kinder und Jugendliche im Unterricht. Auer Verlag: Donauwörth, 1999

Trott, G. E. und Wirth, S.: Die Pharmakotherapie der hyperkinetischen Störungen. In: Steinhausen, H. C. (Hg.): Hyperkinetische Störungen im Kindes- und Jugendalter. Kohlhammer: Stuttgart, 1995

J. Wallerstein und S. Blakeslee: Gewinner und Verlierer. Frauen, Männer, Kinder nach der Scheidung. Eine Langzeitstudie. Droemer – Knaur: München, 1989

Watzlawick, P.: Menschliche Kommunikation. Huber: Bern, 1985

Wolff, Hans Walter: Anthropologie des Alten Testaments, Kaiser: München, 1984

Wolff, Hans Walter: Jung und Alt im Streit – zum Generationenproblem in der Bibel. In: Christliche Initiative: Brennpunkt Erziehung, Informations- und Materialdienst, 17, S. 42–49. Mannheim, 1973

ADRESSEN

Bundesverband Aufmerksamkeitsstörung/Hyperaktivität (BV-AH e.V.)
Postfach 60, 91291 Forchheim
E-Mail: BV-AH@t-online.de
Internet: www.osn.de/user/hunter/badd.htm

Internetdienst ADD-Online
Internet: www.psychologie-online.ch/add

IGNIS stellt sich vor

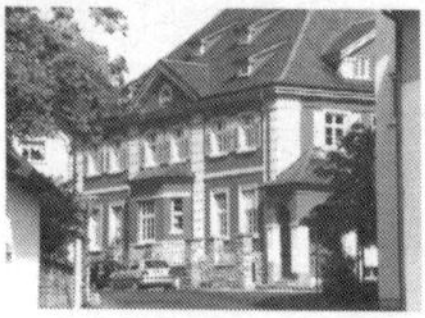

IGNIS-Akademie *für Christliche Psychologie*

Seit der Gründung von IGNIS, 1986, bewegt uns ein zentrales Anliegen:

- Wie können wir die heilende und helfende Gegenwart Gottes in den theoretischen wie praktischen Feldern der Psychologie deutlich machen?
- Wie dort das Evangelium von Jesus Christus leben und vermitteln?

Nach 15 Jahren intensiven Arbeitens sind die Fragen die gleichen geblieben:

- Wie sieht ein biblisches Menschen- und Weltbild aus?
- Wie lassen sich darauf eine Christliche Therapie, Erziehung, usw. aufbauen?
- Welche Rolle spielen säkulare Modelle der Psychologie?
- Wie spielen persönliche Fähigkeiten und Kenntnisse und das freie Wirken des heiligen Geistes zusammen?
- Wie können christliche Gemeinden, Einrichtungen und Familien zu Orten der Hilfe und Heilung werden?
- Und, wie können wir überhaupt als Christ in dieser Welt leben?

Die Antworten dagegen sind differenzierter geworden, aufgrund des internen wie externen Dialogs und vieler praktischer Erfahrungen.

Was wir gelernt haben, geben wir in Schulungen, Seminaren, Ausbildungskursen und Publikationen an Fachleute wie Laienhelfer weiter.

Mit der Gründung der IGNIS-Akademie für Christliche Psychologie (IACP) 1992 wurde das Wirkungsfeld entscheidend erweitert und mehr Raum für wissenschaftliches Arbeiten geschaffen. Seitdem kann in einem vierjährigen Vollzeitstudium Christliche Psychologie studiert werden.

IGNIS arbeitet dabei mit Gruppierungen und Gemeinden aus allen Groß- und Freikirchen zusammen. Unsere Seminarteilnehmer wie die Mitarbeiter haben unterschiedliche konfessionelle Hintergründe und kommen aus allen Berufszweigen, vornehmlich des psychosozialen Arbeitsfeldes.

Leitende Mitarbeiter von IGNIS sind in überregionalen Leitungsgremien verschiedener geistlicher Aufbrüche unseres Landes engagiert. Daneben haben sich zahlreiche internationale Kontakte und Kooperationen entwickelt.

Was gibt es sonst noch bei IGNIS?

- Studium der Christlichen Psychologie an der IGNIS-Akademie (4 Jahre)
- Berufsbegleitende Ausbildung zum Christlichen Berater (3 Jahre)
- Regionale und überregionale Seelsorgeschulungen
- Erziehungsberatung und Schulungen zur Kinder- und Jugendseelsorge
- Schulung: Familie im Spannungsfeld von Gemeinde und Beruf (1 Jahr)
- Elternseminare
- IGNIS-Therapiezentrum
- Befreiende Wahrheit - Zeitschrift für Seelsorge und Christliche Therapie -
- Vorträge, Supervision, Internationale Arbeit, ...
- Fernkurs: Die Grundlagen Christlicher Psychologie

Die Jahrbücher der IGNIS-Initiative Aufgenommene Kinder:

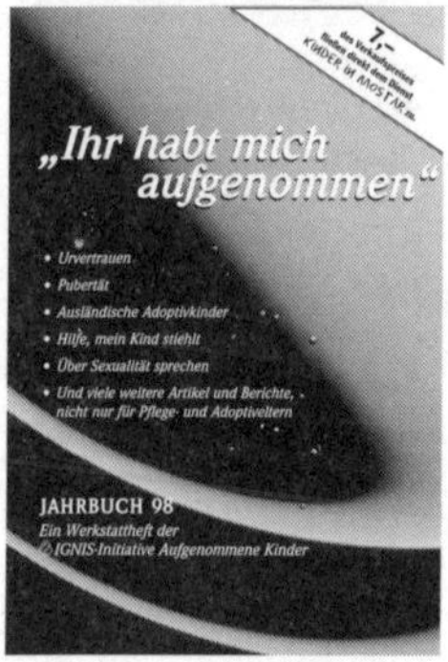

Jahrbuch 98 – Aus dem Inhalt:

Pflege- und Adoptivkinder:
Angenommene Kinder in der Pubertät
Habende dürfen wir sein
Sind angenommene Kinder Risikokinder?
Wenn ein Kind zu uns kommt:
Gefahren und Chancen der Anpassungsphase
Wenn Kinder wieder gehen: Zwei Berichte
Ausländische Adoptivkinder und ihre nationale Identität

Grundlagen heilender Erziehung:
Wiederherstellung des Urvertrauens
Henne und Adler
Kinder segnen
Das Herz der Kinder erreichen

Familie und Erziehung:
Familienkonstellation: Was ist und soll das?
Heile Familie - Heilende Familie?
Familien in Tieren - eine aussagekräftige Darstellung?
Der Klaps auf den Hintern – erlaubt oder verboten?

Kindliche Störungen
Unser Pflege- oder Adoptivkind wurde,
bevor es zu uns kam, sexuell mißbraucht.
Wie glaubhaft sind die Aussagen von Kindern
Hilfe, mein Kind stiehlt

Behinderte Kinder
Anne ist ein Geschenk: Ein Interview
Einige Gedanken zu Behinderung aus christlicher Sicht

Teenager
Mit Teenagern über Sexualität sprechen

Kinder in Krisen
Gott und Kinder in Krisen
Kinder in Mostar: Erste Erfahrungen
Kindererziehung in der Nachkriegszeit

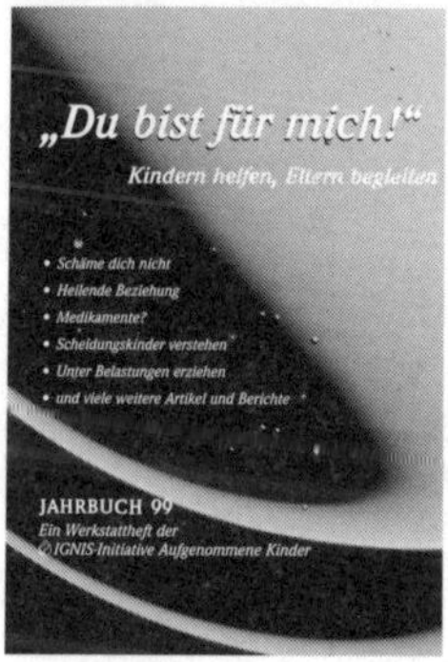

Jahrbuch 99 – Aus dem Inhalt:

Familie und Erziehung:
Unsere Bilder von unseren Kindern
Scheidungskinder verstehen
Trennung + Wiederheirat – so habe ich es als Kind erlebt
Rätsel Teenager:
Ein Blick in die Erfahrungen einer Teenieberaterin
Trösten ist unverzichtbar
Trotzdem bin ich für Dich

Pflege- und Adoptivkinder:
Unter Belastungen erziehen
Loslassen: Verlust als Chance
Findelkinder: Eine briefliche Anfrage
Meine Beziehung zu den Herkunftseltern: Ein Auftrag?
Tobias bekommt den Schlüssel, sich zu verstehen.
Eine Plegemutter berichtet von der Inneren Heilung
ihres leiblichen Kindes
Pflegefamilien und Jugendamt

Kindliche Auffälligkeiten
Du brauchst dich nicht zu schämen
Unser Kind bekommt Ritalin
Wenn Kinder „Schwierigkeiten“ machen:
Erfahrungen in der christlichen Erziehungsberatung

Projekte
Übergangspflege – ein Erfahrungsbericht
Der Mutmachkreis
Familie im Spannungsfeld – Eine IGNIS-Schulung

Kinder in Krisen
Heilende Beziehung – biblische Betrachtungen
Kosovoflüchtlinge in Bosnien – Eine Reise
Der Dienst an Kindern in Krisen:
Ein Überblick aus christlich psychologischer Sicht

Buchbesprechungen

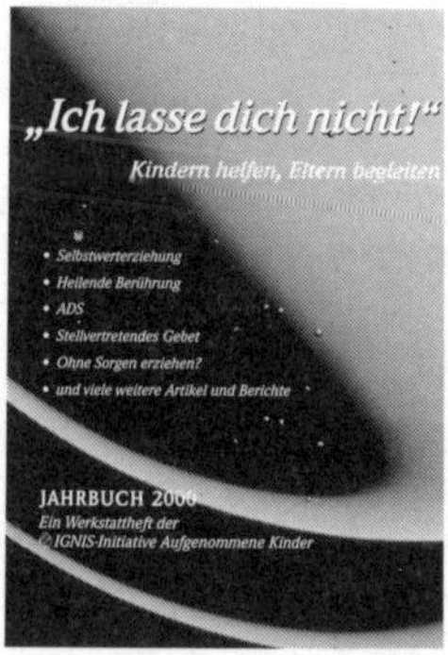

Jahrbuch 2000 – Aus dem Inhalt:

Familie und Erziehung:
Alle Sorgen werft auf ihn.
Schritte zu einem Lebensstil der Gelassenheit
Die Auszeit
Ermutigen oder Ermahnen
Liebe schafft Wert: Impulse zur Selbstwerterziehung
Redimensionierung von Alltagserfahrungen in der
Glaubensvermittlung
Keine Kinder: Was nun?
Erfahrungen und Hilfen zum Problem der Kinderlosigkeit
„Wir lassen uns die Einheit nicht rauben!“
Impulse für Ehepaare zur Konfliktbewältigung

Pflege- und Adoptivkinder:
Vom Umgang mit der Herkunftsfamilie unserer Pflegekinder
Danke für meine drei Mütter
Kann eine Mutter ihr Kind vergessen? –
der Einfluß der Adoption auf die Geburtsmütter
Eine gelungene Auslandsadoption – Interview
Beispiele heilender Berührung
„Du bist nicht meine richtige Mutter“
Krisenpflege eines Kindes –
Ein Erfahrungsbericht mit Verlaufsbeschreibung

Kindliche Auffälligkeiten u. Heilende Beziehung
ADS - die Aufmerksamkeitsdefizitstörung
Wie Eltern ihren Kindern helfen können
Vom ADS-Kind zum ADS-Jugendlichen – Eine Mutter
berichtet über ihre Erfahrungen
Stellvertretendes Gebet – Gott läßt uns staunen
„… und jetzt soll ich auch noch meinem Kind die Führung
überlassen?“
Häufiger Fachbegriff: Identifikation

Projekte / Berichte
Scheidungskinder begleiten – die Igel-Gruppen
Szolnok 2000: 2. Konferenz für Kindermitarbeiter
Kinderhaus ELIA
Das erste Seminar für erwachsene Adoptierte

Unser Angebot:

1 Jahrbuch:	**3,– € / 6,– SFR**
2 Jahrbücher:	**5,– € / 10,– SFR**
3 Jahrbücher:	**6,50 € / 13,– SFR**

Wir berechnen für Versand und Porto mindestens 1,50 € / 3,– SFR.

Bestellungen an: IGNIS-Akademie, Kanzler-Stürtzel-Straße 2, 97318 Kitzingen
Telefon 09321/1330-0, Fax 09321/133041